続・読んで好きになる

漢方薬の話

吉富 博樹 著

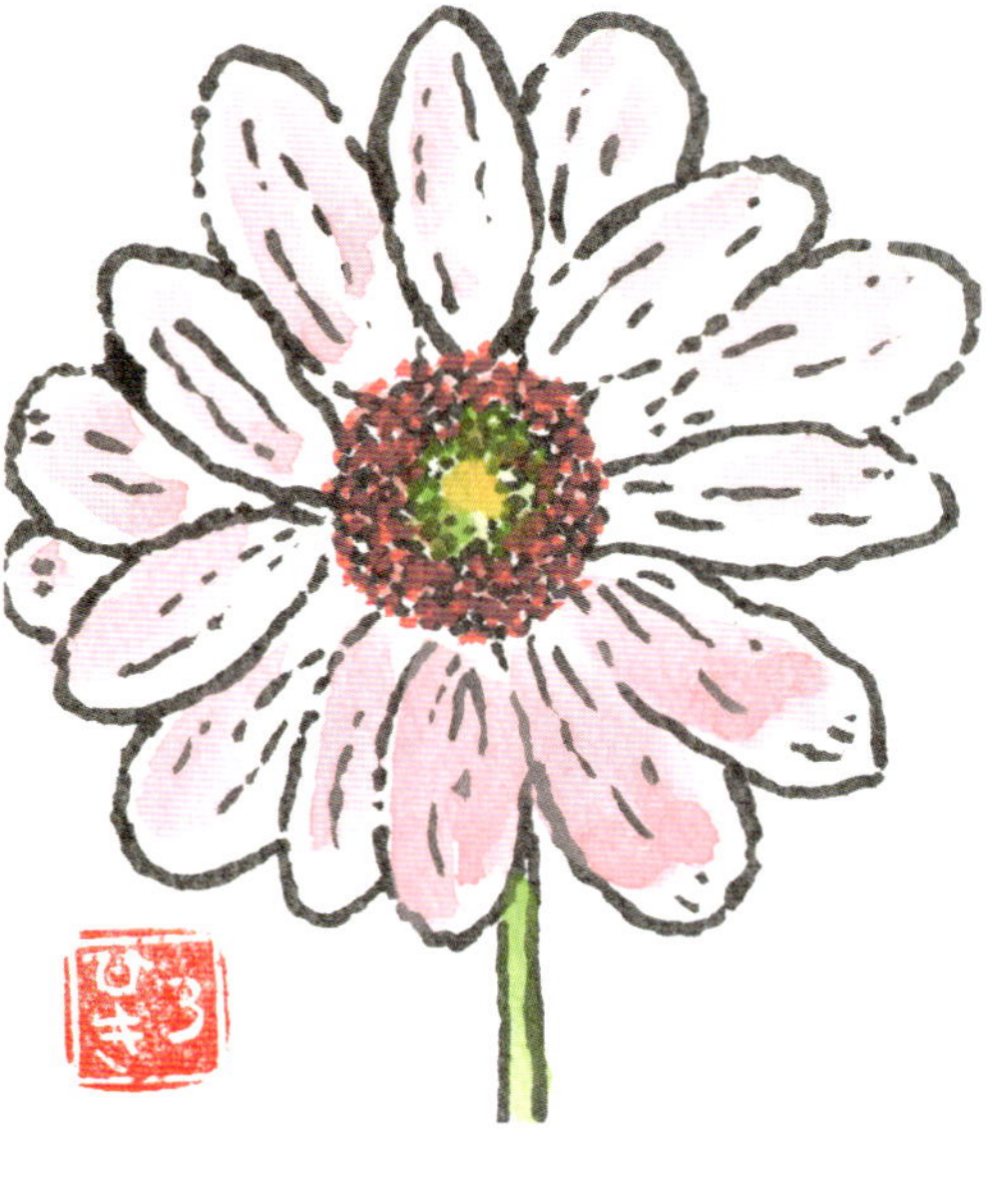

たにぐち書店

序

漢方薬とは、

漢方の漢とは、中国の基幹民族つまり漢民族の意味です。方は、方剤（薬）を示し、漢方とは漢民族の国、つまり中国から入ってきた薬という意味です。明治維新以降オランダから入って来た医学と区別する必要が出て来たので、1種類しかなかった医学を蘭方、漢方に区別する必要が出来たのです。お酒を日本酒、お茶を日本茶というのと同じです。漢方は方剤、その方剤を使用した治療法を漢法と分けていた時（人）も有ったようです。それでは漢方薬とは方と薬が重なった変な言葉ということになります。日本では、中国伝統医学＝漢方薬というぐらいですから、その薬が極めて優れていたということです。確かに日本各地で開催される漢方薬の講習会は、今も昔も変わらず方剤学中心のように感じます。私も絶妙に配合された方剤を、学んで知るほど好きになりました。しかし、中国伝統医学は処方構成の素晴らしさだけではありません。私は、東洋哲学から成る基礎理論に感銘し、その理論に忠実で正確な診断学に驚愕し、自然に存在する唯一無二の生薬達に夢中です。病名に対して何パーセント有効であるとかいう和洋折衷エビデンス漢方や、現中医師にも多いパソコンの検査データとにらめっこ、病状に合わせて生薬の足し算引き算。これは私が愛した漢方薬の世界ではありません。煎じた漢方薬やお湯で溶かしたエキス剤を口にした瞬間に効果を感じた事はありますか？　その人の持つ自然治癒力を最大限に発揮した崇高な中国伝統医学は、壮大な自然の神秘と同じように表現されるものです。そして、日本漢方も同じように語られると信じています。

水俣市吉富薬局にて　吉富　博樹

目次

目次

続・読んで好きになる
漢方薬の話

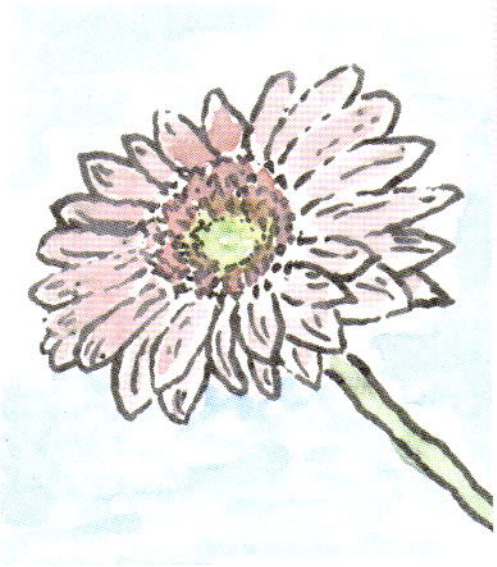

防風（ぼうふう）

家の玄関に飾り屏風《びょうぶ》を見ることがある。屏風とは通してよいものを通し、悪いものを通さずという意味と聞く。中国元の時代に危亦林先生の著した《世医得効方》に玉屏風散《ぎょくへいふうさん》という漢方薬がある。

外から侵入してくる様々な邪は、風によって運ばれる。口や鼻の粘膜を含めた体表部の防衛機能が低下すれば罹患しやすくなる。汗ばみやすく悪寒しやすく風邪を引きやすい体質であり、病状は風の性質に似る。即ち、身体上部に起こりやすい、病状の変化が早い、等が特徴。皮膚過敏症（アレルギー症状）は防衛機能の過剰反応であるから、異常亢進した状態も改善できる。高きを下げ、低きを上げる漢方薬特有の免疫調節作用で説明されている。風を心地よく感じないので一枚羽織りたいとか、スカーフを巻いたり、マスクをしていると楽だとか、観れば問わなくても診断に役に立つ。さて、この玉屏風散、防風《ぼうふう》・白朮《びゃくじゅつ》・黄耆《おうぎ》の３味から構成されている。防風、まさに風邪を防ぐ効能を持つという薬草名だ。国内では「本物の中国伝来の防風」を藤助防風と呼んでいる。吉野葛で有名な薬園の創設者森野藤助氏。栽培困

防風（ぼうふう）

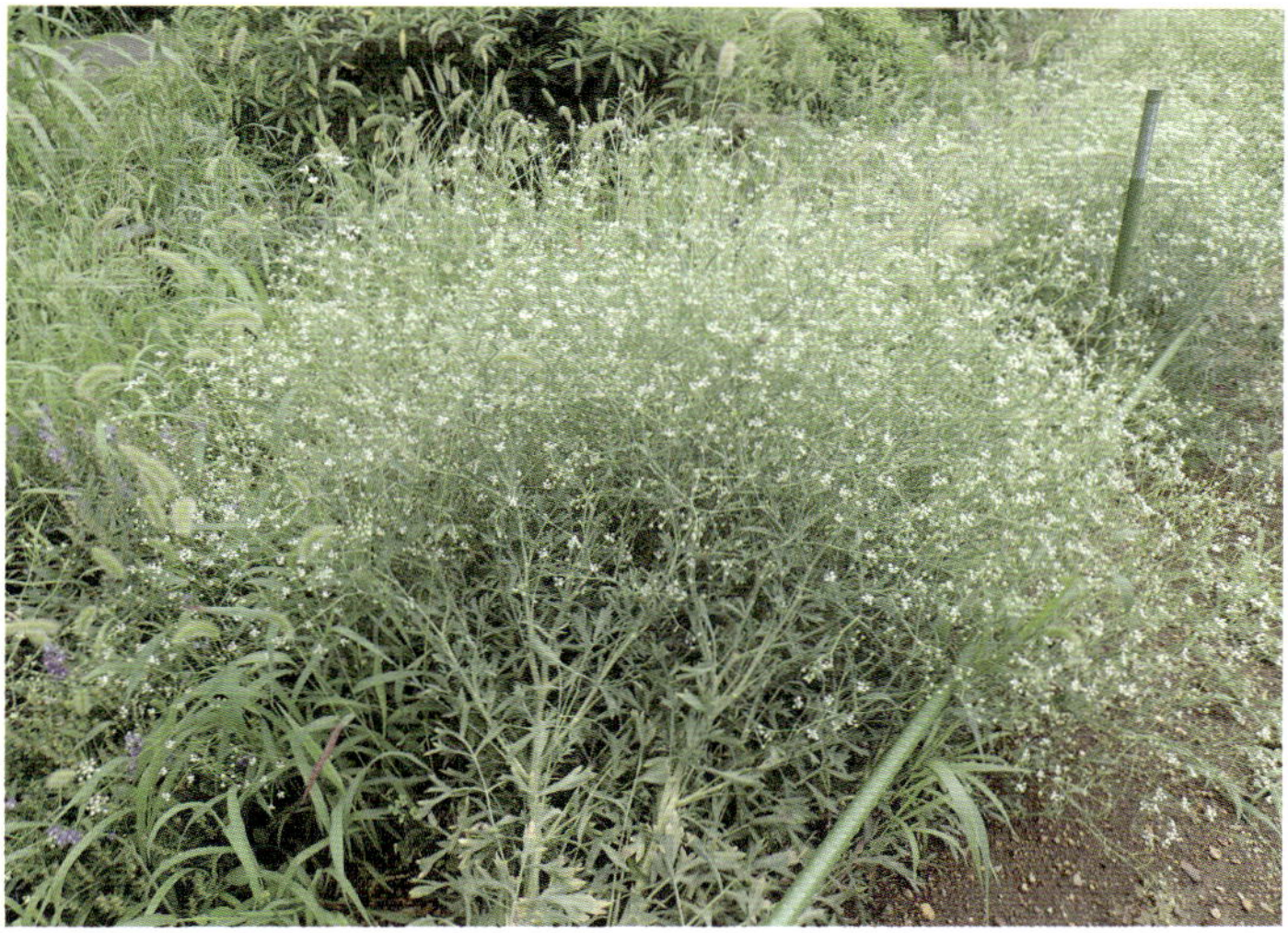

ボウフウ

難であった防風を栽培生産した功績からである。それでは偽物の防風があるのか。日本薬局方の防風を開いた。過去、日本国内における防風の入手困難な時代があったようだ。全く違う植物である浜防風を名前が似ているからか代用品と認めている。「近時、ボウフウの供給が増加してきたので、なるべく正品を用いる」という註釈まである。代用品と認められているからといって防風を似ても似つかぬ浜防風で代えてはいけない。

日本で今なお、防風を浜防風に代えて漫然と製造されている漢方製剤がある。法治国家日本。法が許せば何でもありか。漢方は伝承医学であり、如何なる都合でも代える事は許されない。偽屏風では正しい事を妨げたり、悪しきものを通しかねない。ただし浜防風は偽物ではない。別名を北沙参といい乾燥症状を治す代表的な滋潤剤である。

日本を代表する植物学者牧野富太郎先生の名言がある。

「雑草という名前の草はない」

（2015年4月24日号）

丁字（ちょうじ）

上海料理によく登場する前菜に「鴨の舌」がある。甘辛く煮込んだ味付けがとても美味だが、牛タン好きの日本人でも馴染みがなければゲテモノになろう。さて、古代中国では鶏の舌に似ているということで鶏舌香と呼ばれていた生薬がある。香辛料で有名なクローブの事で、漢方では丁字と呼ばれる。紀元前200年には、すでに丁字は使用されていて、廷臣が黄帝に話しかける前に、丁字を噛み息を綺麗にしたと記録に残っている。明治38年に発売された日本のロングセラー「仁丹《じんたん》」にも丁字が配合され、口臭という適応症が今なお健在だ。シャックリを治す柿蒂湯《していとう》という漢方薬がある。この処方を柿のヘタと丁字、生の生姜で調製する。煎じ液は、とてもよい香りが漂い味も上品。胃腸虚弱の人には、人参を入れた丁香柿蒂湯《ちょうこうしていとう》、胃寒が少ない人に生姜を抜いた柿銭《しせん》散《さん》がある。胃腸を温める働きのある丁字だから、正反対の胃熱の方が患うシャックリには配合されない。橘皮竹茹湯《きっぴちくじょとう》や済生橘皮竹茹湯などがあり、漢方の専門家による患者さんの問診が不可欠となる。漢方薬の世界では、患者さんと向き合い充分な

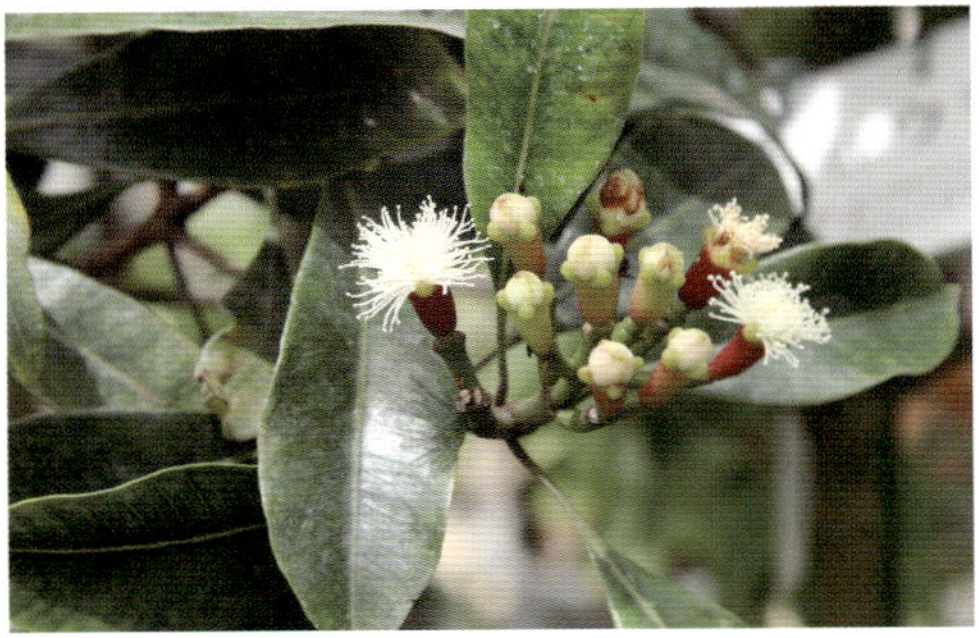
チョウジの木

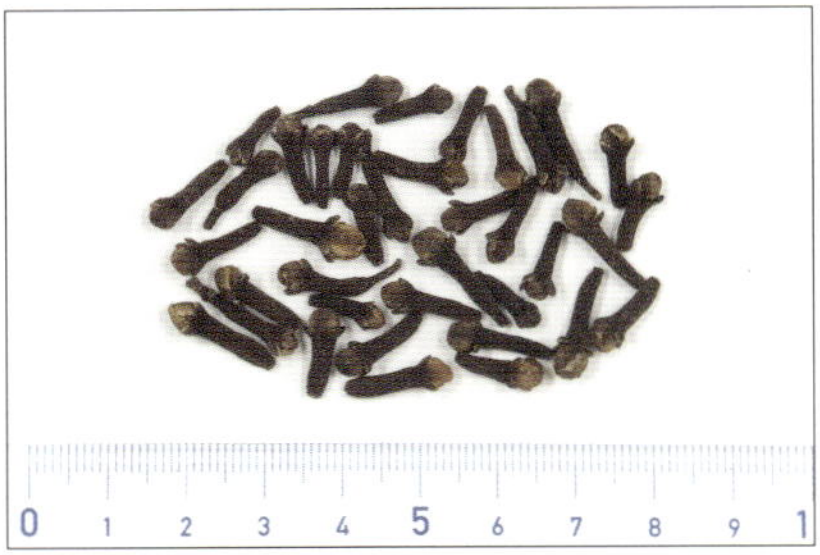

チョウジ

問診が必要だという意味がお分かりになるだろう。

大学時代に完全自炊で生活していた私。大学の授業でウスターソースのあの香りの源が丁字であると習い、早速野菜と香辛料を集め手作りしたことを思い出した。強めの香りに友人には不評であったが、しばらく鶏の唐揚げ、とんかつ、コロッケと揚げ物が続き、何にでもかけて食べた。何事も経験して初めて分かることがある。医食同源。漢方好きは、料理好きだと思う。食いしん坊で良かった。

（2015年5月22日号）

薄荷（はっか）

ラジオからアメリカ50年代の音楽が流れれば、なぜだか決まってシャワー通り（熊本市）とペパーミントグリーンのオープンカー、柳家のポマードの香りが頭に浮かぶ。背伸びしていたあの頃だ。ミントの小さな葉が浮かんでいるだけでコーラは最高にいかしてた。ミントは、その清涼感からガム、はみがき、清涼飲料水、虫さされ薬等など生活必需品に使用され、生薬名は薄荷といい漢方薬にも配合されている。

胃痛の漢方相談をいただいた35歳女性は、月経前症候群（PMS）もあり月経前に胸や下腹部の張りを訴えた。ご自身はイライラはないが、決まって経前になるとソワソワしてじっとしていられなくなり無性に台所の掃除をしたくなると話された。中国・宋代に著された《太平恵民和剤局方》から逍遙散《しょうようさん》という漢方薬をおすすめした。処方名の逍遙とは、目的なくブラブラ散策する事を意味していて、現代ではウィンドーショッピングといったところ。日頃から気晴らしをすると症状の軽減に役立つ。当薬局の逍遙散は、原典に忠実でそれぞれの生薬末に一手間施し調合している。処方中に薄荷が配合され、肝気の鬱滞を除き、自律神経のバランスを改善する働きがある。再来時の確認では、胃痛は改善してお腹のガスも消失して気にならない。最近では、睡眠導入剤を服まなくても自然睡眠でぐっすり眠れ夢もほとんど見ないと嬉しい報告をいただいた。その方から、睡眠作用のある薬草が入っているかと尋ねられた。考えようとしなくても、自分の意志とは別にグルグル同じ事が浮か

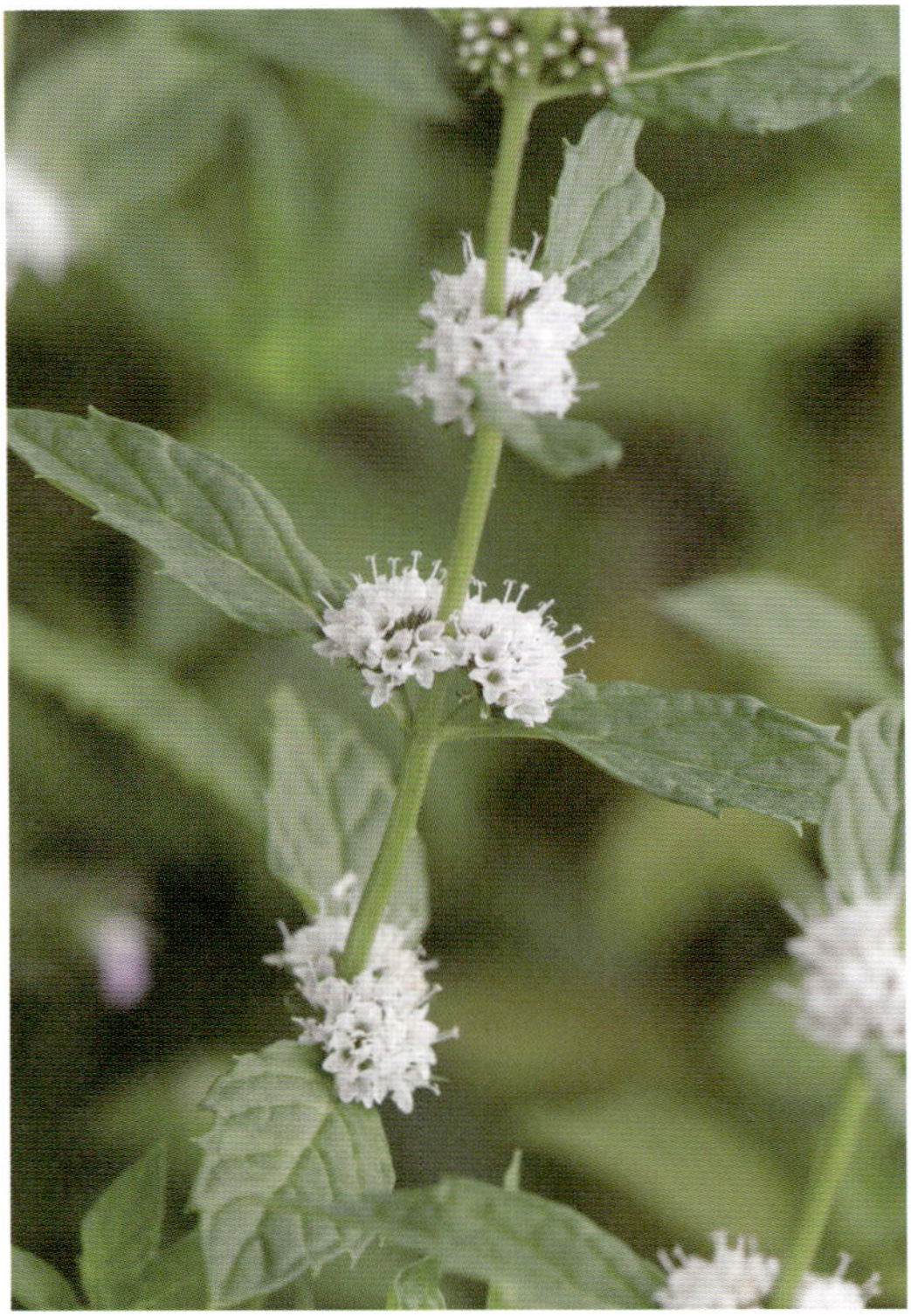

ハッカ

んでくる苦しさ。自分の心なのにコントロール出来ない不思議な心。その心はとても苦しかったに違いない。人の心は人知れずである。体調が良くなって睡眠も改善した事を説明した。「先生は、悩みなんてないでしょうね」そんなことはない。私も嘗て眠れない苦しさを経験した。今は、私のことのように理解できる。私は嫉妬深く、不満ばかり多い。時に自分自身に、声に出し言い聞かせる言葉がある。

「吾唯足知（われ、ただ、たるをしる）」。

京都・竜安寺の蹲踞に刻まれている。

（2015年7月24日号）

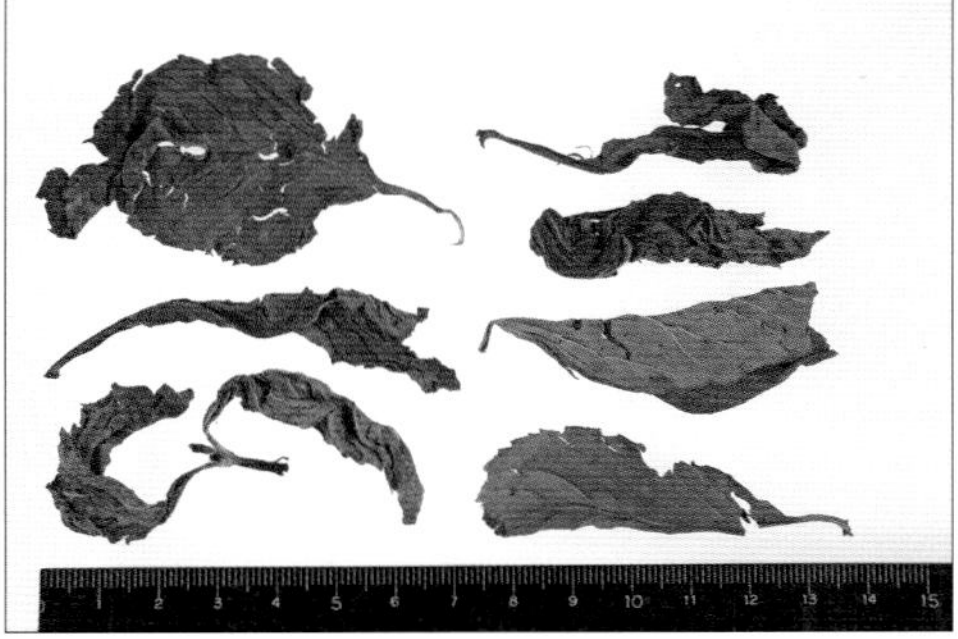

ハッカ

延胡索（えんごさく）

実名敬避俗の発想から貴人の諱《いみな》を忌み避けることを「避諱《ひき》」という。特に天子（皇帝）の諱は厳重に避けられ、詔勅以下の公文書にも一切使われず、同じ字を使った臣下や地名・官職名は改名させられたり、漢字の末画を欠かせるなどのあらゆる手段を用いて使われないようにされた。漢方薬名も例外でない。宋代の玄宗という皇帝から、玄武湯は真武湯に、玄胡索は延胡索と改められている。この延胡索、ケシ科の植物故その薬効が鎮痛効果に優れ、その呼称は「玄」は黒、「胡」は国名、「索」は縄の意味。根茎が黒く、胡の国に咲く苗に紐状の植物という由来である。さて、この延胡索を中医では、鎮痛効果が増す理由で醋《す》で炒って用いる。食用の黒酢を霧吹きで満遍なく噴霧し、ラップで覆い約1時間放置する。それを鍋で空煎りして出来上がり。胃痛の改善に優れる安中散《あんちゅうさん》や月経痛改善に優れる折衝飲に配合する時、私は当然この修治を施した延胡索を用いている。薬効を知っているから自信を持って処方することが出来る。安心するというか、嬉しくなる気持ちが伝わるだろうか。効いて

延胡索（えんごさく）

当然、もし飲んで無効であれば私の問診が不正確なだけ。経験があったとしても、今日伺う初めての症状に熱心でなければならないと毎日反省するのです。

私の主宰する春林軒中醫學研究會は時に修治の実務実習も行う。この8月の2日間、吉富薬局に集まり熟地黄、蜜炙黄耆、姜半夏、炙甘草、炒白朮、塩炒杜仲、そしてこの醋炒延胡索を実際に作った。座学での研修会では取得出来ない術《すべ》がある。学友達に私の漢方の日常にも触れて欲しかった。

渡り鳥の鶴が傷の痛みを癒した事から発見されたといういわれの水俣市湯の鶴温泉。皆で宿泊した「あさひ荘」の露天風呂は絶景。露天風呂に浸かりながら考えた。立ち並ぶ高層ビルの風景では抜けないストレスもある。ここの泉質は日本屈指。小さな町だけど、漢方治療と温泉療養のコラボレーションも出来る。

「痛む」とは何だろう。人は何故「痛い」のか。私の一生の研究テーマである。

（2015年8月25日号）

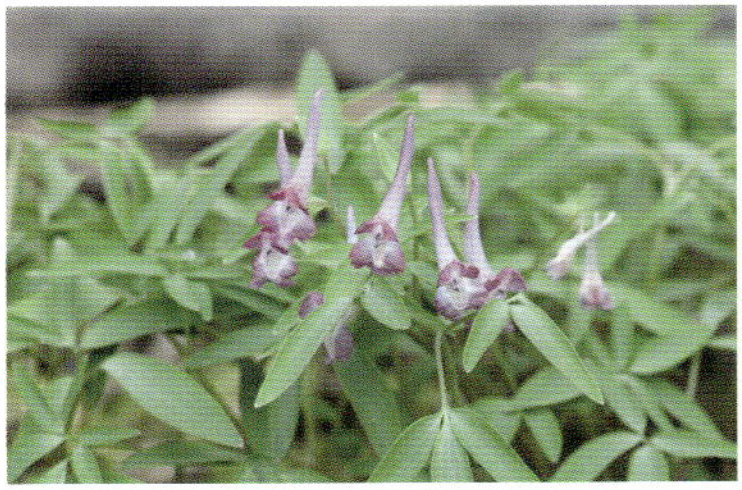

カラエンゴサク

白芷（びゃくし）

「それは年のせいですよ」と言われた事はありませんか。中国明代龔廷賢《きょうてんけん》が著した有名な漢方書《万病回春》に滋腎通耳湯《じじんつうじとう》が登場する。「加齢や疲労によって耳が聞こえなかったり耳鳴りが起これば、滋腎通耳湯を服んでみましょう」と記載されている。腎を滋し耳を通じさせる薬。中醫學では、耳は腎に開竅するといい関係深く説明している。配合は、知柏四物湯という血を補い清熱する処方に開竅薬の白芷を加える。白芷は本来温の性質を持ち寒を散じるが、清熱薬と配合すれば反作用として治療効果を増強するのである。単独では頭痛にも効果がある白芷。この処方では、よく聞くように開通させ、理解する為のエネルギーを脳に届ける引経薬としての重責を担っている。中国最古の薬物書《神農本草經》には、「皮膚を長じ、面色を潤沢にする。面脂を作るのによし」とある。顔も頭の一部。《中医美容学》には、白芷が歴代の漢方書に内服・外用として使用されていることが記載され、特に清代の宮廷祕方が記された《清宮廷祕方大全》には、白芷や緑豆紛等でつくる美容パックが「潤膚増白」と紹介されている。台

白芷（びゃくし）

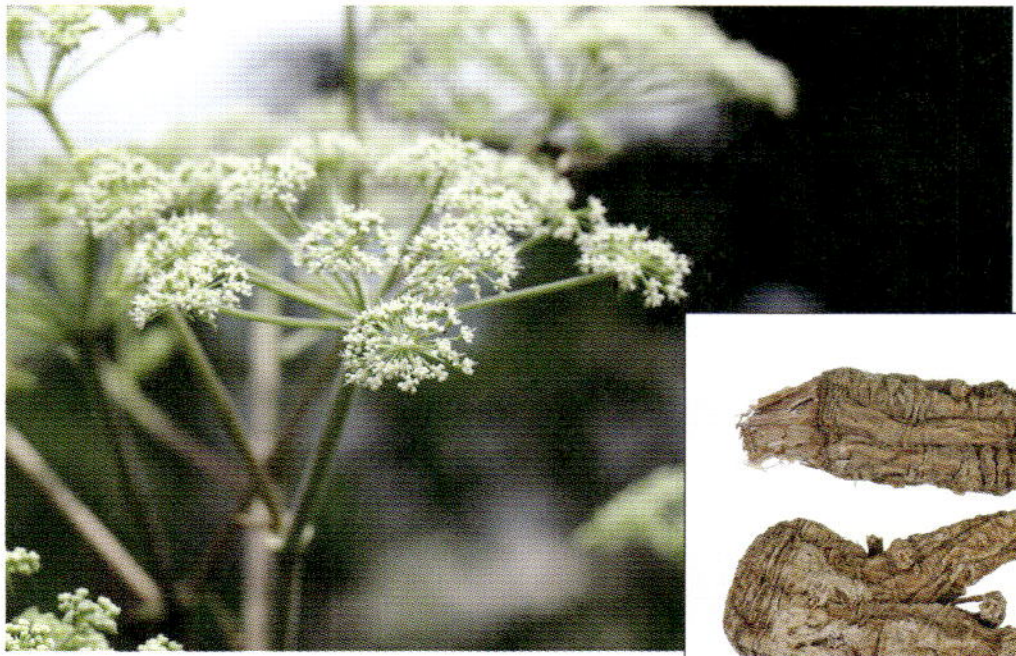

ヨロイグサ

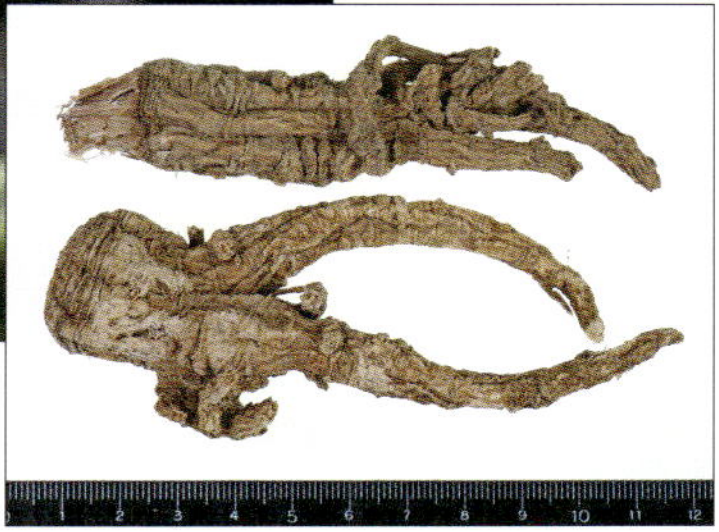

ビャクシ

湾のエステで人気だとか。

　さて、何が何だか分からない時によく使う「チンプンカンプン」という言葉。中国語でも「听《チン》不《プ》懂《トン》看《カン》不《プ》懂《トン》」（聞いても分からない、見ても分からない）という。語源だという説もあるぐらい似ていて面白い。日本語では、一言「聞こえない」というが、中国語の表現のように患者さんの訴えには、「音はするけど何を言っているのか理解出来ない」という人が沢山いらっしゃいます。《万病回春》には、眼科の漢方薬で白芷の入った滋《じ》腎《じん》明《めい》目《もく》湯《とう》も収載されている。目は脳の一部、耳も脳の一部。見て分かる。聞いて分かる。人はどこで聞いているのか、見ているのか。

（2015年9月25日号）

別甲（べっこう）

水俣市の「総合婚礼会館あらせ」の中国料理を担当するシェフ朱俊成さんから、「スッポンが手に入った」と電話をいただいた。彼と企画した薬膳会は十数回。一緒にテーマとレシピを考え、食前に漢方的な説明をするので、興味を持って料理を味わえると自負している。彼は台湾生まれの台湾人。生まれたときから東洋思想が身についていて、台湾の有名ホテルで働いた経緯もあり腕は確かだ。スカウトされ単身日本にやって来たのは24年前。古い友人だ。

さて、スッポンは日本でも滋養食として有名な食材だが、漢方では背や腹の甲羅を用いる。美味しい肉を食用とし、残った甲羅を薬としたのであろう。生薬名を別甲《べっこう》。補陰作用（身体を潤し火照りを治す）と軟堅作用（堅くなったものを軟らかくする）を有する。草亀の甲羅を亀板といい、よく似た薬効がある。足腰の弱りには亀板がよく、また反対の冷え症には鹿茸（鹿の幼角）を用いる。このように漢方薬には草根だけでなく動物生薬も多く使用されている。別甲は古くから使用され2000年も昔、後漢の時代に《金匱要略》別甲煎丸《べっこうせんがん》の記載を見る。《本草綱目》を紐解くと「スッポンの天敵は蚊で、刺されると死ぬ。別甲を燃やすと香りで蚊が死んでしまう。物の性質にこのような報復関係があるのは不思議なものだ」とある。亀の習性に詳しい高知県立のいち動物公園に勤務する動物博士本田祐介君に電話で尋ねたが聞いたこともないらしい。朱さんも知らなかった。

さて、ここ水俣市は亀に縁のある土地で、元号「宝亀（７７０～７８０）」は、光仁天皇即位の際に白亀を献上したことに由来するといわれ、海岸にある湯の児温泉は大海亀が湯浴みしていたことから別名「亀の湯温泉」ともいう。鶴は千年、亀は万年。不老長寿の代名詞だ。霊芝入りのスッポンスープは、動脈硬化と血圧安定によい。薬膳ソースのアクセントに鹿角、亀板、枸杞子、人参から自家製亀鹿二仙膏《きろくにせんこう》をつくった。陰陽・寒熱のバランスを考えて冬を元気にすごすメニューを考えよう。「医食同源」勉強になる。

（2015年10月23日号）

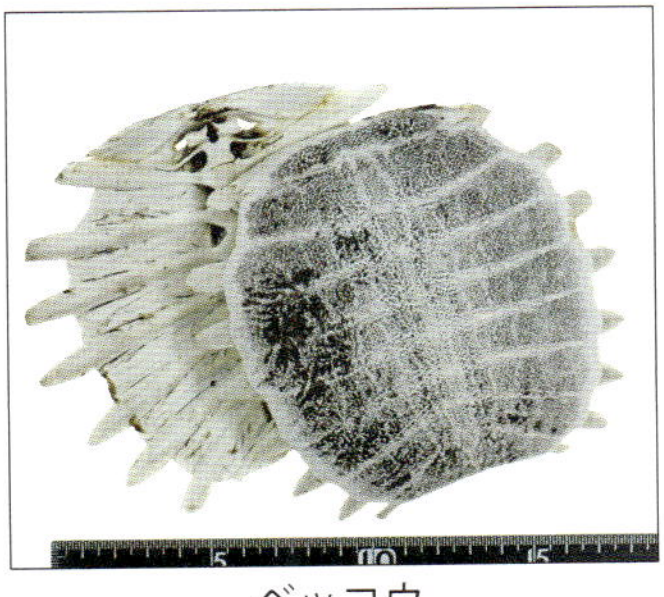

ベッコウ

漢方の多様な世界に於いて、昔知り得た薬草の逸話がふっと浮かんで来て、使用経験により決定的な印象を残すような出会いとなることがある。

車前子（しゃぜんし）

「昔中国に馬武という将軍がいて、その軍が戦に負け逃走しているうちに、いつの間にか険しい山奥に追い込まれます。炎天下で飲み水もありません。兵士も戦馬も尿が出にくくなり血尿を患ってしまいました。治療する薬もなく手の施しようがありません。しかし、ある雑草を食べた馬だけが元気を回復しています。『馬車の前に生えている薬草は神様の救いだ』と将軍は大喜び。そして、この草を食べて全員が完治したことから、この薬草を車前草（種を車前子）と呼ぶようになったそうです。」

なかなか浮腫がとれない患者さんと悪戦苦闘していて、これまでの漢方薬に車前子を加えたところ、尿量が増し浮腫がとれ大変喜ばれ、私にも神様の救いとなった。

腎臓は血管の固まりみたいな臓器で、血液を糸球体で濾過した原尿は毎日180

リットルもつくられ、そのほとんどが尿細管から再吸収、膀胱に蓄尿され排尿に至るのは1日に約1.4リットルである。糸球体の毛細血管が傷つくとタンパク尿や血尿が起こり、腎血流が悪いと糸球体濾過量が低下して血中クレアチニンや尿素窒素が高くなる。やはりどの臓器も血管と血液元気が基本である。中医学では慢性腎臓病（ＣＫＤ）を水腫《すいしゅ》の範疇で治療している。車前子は、清熱利尿作用に優れて、急性の膀胱炎に使用される五淋散《ごりんさん》に配合、八味丸に車前子・牛膝を加えた牛車腎気丸《ごしゃじんきがん》は、まさに八味丸の利尿作用を強めた漢方薬。また中医には飛蚊症を痰濁の疾病と考え、治療に化痰作用のある車前子を配合した駐景丸《ちゅうけいがん》がある。日本の古典《和漢三才図会》にも、「目をはっきりさせる」という記述があり、「今の人は鳥目（夜盲症）を治すのにヤツメウナギに車前子をまぶして食べさせるが、これは根拠のあることである」とある。ウナギに山椒、ヤツメウナギにオオバコの種。そう、車前草とは、道端に見かけるオオバコの事。身近にある植物の素晴らしい薬効を再認識して、薬草たちの事がもっと好きになるのです。

（２０１５年12月９日号）

覆盆子（ふくぼんし）

フランスでは、郊外の到る所に宿泊施設付きレストラン「オーベルジュ」があって、帰る時間を気にせずゆっくりとした食事を満喫でき人気だそう。阿蘇のペンション「山小屋 Holahoo」さんは、我が家にとっての当にそれ。国内最高のフランス料理のシェフ上柿元勝氏を師匠に持つ小山鉄平さんが妻の直子さんと夫婦で切り盛りしている。地元の食材をふんだんに使ったディナーに毎回感動させられるが、彼は朝食にも手は抜かない。最近は、絵本に出てくるようなワンプレートでフレンチトースト。イチゴと野いちごの赤がアクセントになって美しかった。食事中の食材の話題は美味しいソースとなる。

通常食する苺（オランダ苺）は草、野いちごは木で違う。野いちごを漢方では覆盆子という。オランダ苺が舶来するまでは、苺とは野いちご全般を指していて、現在でも日本語では混同して覆盆子を「いちご」と読むこともあるそうだ。甘酸っぱさが人気のラズベリーやブラックベリーは、野いちごの品種改良品。初夏に訪れた韓国の薬令市場では、この野いちごが沢山売れていた。補肝補腎作用があって覆盆子ジュースがブームだとか。韓国ドラマの影響らしい。

さて、この名前を《本草綱目》で紐解いてみる。果実の形がふせた盆に似ているからとか、腎臓を強めて小便が正常になり尿器を用いる必要が無く、裏返しにしたままであるからとかで、由来は調べると面白い。漢方処方では、覆盆子を配合した五子衍宗丸《ごしえんそうがん》が有名で、足腰に力ない方の精力低下などにも応用されている。

さて、盆も正月もなく働く彼が「好きじゃないと毎日一日中料理を作れませんよ」と話した言葉が嬉しかった。リピーターのお客様だけで満室になるペンション経営を楽しんでいる。都会で活躍する同門の話もあったが、好きなことは何処でも出来ると教えていただいたようで元気が出た。漢方薬は全ての人に受け入れられる医学ではないけれど、私はこの世界に命をかけている。好きだから一日中生薬に触れていて嬉しい。今年も頑張ろう。それでは、予約を覆《ま》たお盆に。

（２０１５年１月22日号）

麝香（じゃこう）

シャネル5番。その香りを知らなくても名前だけは聞いたことがあるという人は、多いはず。「何を着て寝ますか？」の問いに「シャネル5番」とはマリリン・モンローの有名な逸話。その野性味あふれる香りは、ムスクと呼ばれる麝香由来の香りにある。ヨーロッパでは古来より、その特殊な芳香だけでなく香水の香りを長く維持させる為に使用されていた。

この麝香、香水だけでなく古来より医薬品の原料として使用されている。麝香鹿の匂い袋から採取され、動物生薬に分類される。中国宋代に著された《太平恵民和剤局方》に牛黄清心元《ごおうせいしんがん》がある。脳梗塞などの緊急血流改善薬として大変有名な漢方薬だ。処方名からも牛黄《ごおう》が主薬であるが、特にこの麝香が配合されていることが特徴的である。麝香は、鹿の放つ香りが矢を射る如く遠くまで届くところから名が付き、その芳香が十二経絡を巡らし（全身の気を行らし）覚醒作用を持つことから、古来より気付け薬や意識障害の改善薬として使用されて来た。日本でも六神丸《ろくしんがん》や奇《き》應丸《おうがん》、救心感應丸《きゅうしんかんのうがん》気《き》などに配合されている。日本の医薬品である広東牛黄清心元には、「高血圧症に伴う・・」という適応症が記載されているが、脳血流改善作用と意識障害を改善する作用から、益々深刻な社会問題になる認知症に対しても応用範囲は広い。

現在国内で流通している麝香含有医薬品は、厳しくワシントン条約で輸入規制されているため、各社在庫がなくなるまでの10年足らずとも言われている。このような素晴らしい漢方薬があるから、驚く様な効果で喜ばれる事があり、吉富薬局が漢方専門薬局と言えるのだ。あと10年と言われても、開局以来、私と一緒に歩んで来た大切な漢方薬達がいる。一つとして失う事は出来ない。ガブリエル・シャネルの語録に「古い服というものは、古い友達のようなもの」がある。そう、人と漢方薬は、古くからの友達なのだ。

（２０１６年２月26日号）

川芎（せんきゅう）

漢方薬局を営んでいるといろんなお客様にご来店いただく。粉末の川芎を求めにいらっしゃた方から、魚釣りの餌に混ぜると大漁だと教えていただいた。独特なセロリの様な甘く強い香りが魚を引き寄せるのだろう。薬瓶を開け調剤する度に、私もその香りに「好きだなぁ」と癒される。

もともと古代薬草書には、芎藭《きゅうきゅう》と紹介され、芎や藭という字は、どちらも葉柄が弓状に曲がった様を表現する。月日が流れ、四川省産のものが最上級品ということで産地を現す川をつけて川芎と呼ばれるようになった。中医学では、その芳香から「血中の気薬」と言われ、薬効は頭部に上行し、血海（婦人科）に下達し、皮膚に外徹し、四肢に傍通すると説明されている。香りと共に全身を縦横末尽に駆け巡る。川芎は、補血薬の当帰《とうき》と一緒に配合されることが多い活血薬。川芎は、当帰で増やした栄養豊富な血液を全身に届けながら同時に汚れも取る。更に芍薬《しゃくやく》で血管を引き締め、地黄《じおう》で滑らかにすれば、四味配合の四物湯《しもつとう》という完成された補血薬となる。

川芎（せんきゅう）

傍ら葛根湯《かっこんとう》加《か》川芎《せんきゅう》辛夷《しんい》や川芎茶調散《せんきゅうちゃちょうさん》等は、頭痛や副鼻腔炎に効果があり、引薬上行といい諸薬を頭部に引き上げる引経薬として活躍する。金元代の名医李東垣先生には「頭痛には必ず川芎を用う」とまで言わしめた。

最近では、漢方薬の味や香りがあるのは自然だからという安心感から好まれ、無味無臭を含めて化学的添加物を嫌う傾向にある。口にしたときに広がる漢方薬の味と香り、これこそ私の大切にしている漢方の世界だ。同じ環境で育っても違う植物はそれぞれ違う成分をつくり出す。私はそんな個性的な薬草達に囲まれて漢方薬の香る薬局で仕事をさせていただいているのです。

THANK YOU（センキュウ）。

（2016年3月25日号）

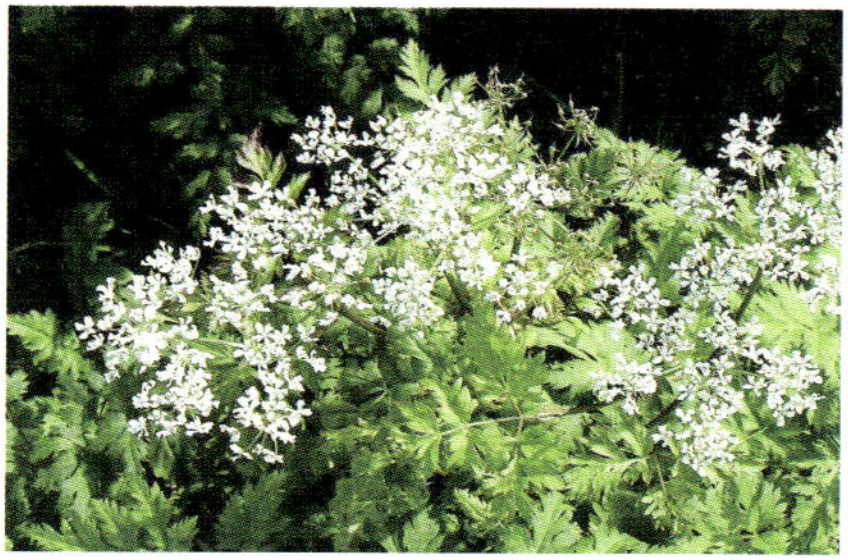

センキュウ

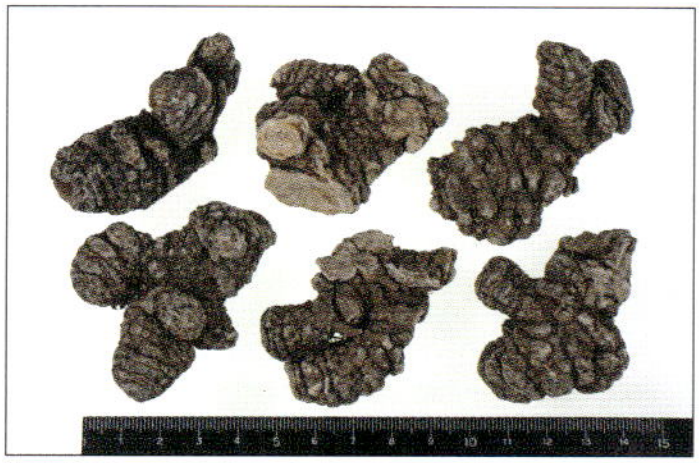

センキュウ

黄芩（おうごん）

後漢に著された《金匱要略》の婦人妊娠病篇に当帰、黄芩、白芍、川芎、白朮の五味を配合した「当帰散」という処方がある。「妊娠したら常に服用するのが宜しく、安産になり、胎児は病に苦しむ事はない。産後の様々な病気はこの処方で治療すべきである」と記されている。上海の臨床研修では、中医婦人科専門医孫教授の処方箋中に当帰散の配合を見つけ、妊婦中の女性の治療に対しての有効性と安全性を理解することができた。そして有史以来どの時代の専門家にも否定されず継承されている伝統医学を知るのです。

さて、黄芩はシソ科のコガネバナという植物。中医書には、「生用すると清熱瀉火に、炒用（炒黄芩）すると寒性が減って安胎に、酒炒（酒炒黄芩）すると上焦の清熱に、炒炭（黄芩炭）すると止血に、それぞれ働く。また、他の生薬との配合により効能を変える。柴胡と往来寒熱を除き、白芍と下痢を止め、桑白皮と肺火を瀉し、白朮と安胎に働き、山梔子と胸膈火熱を除き、荊芥・防風と肌表の熱を清解する」と解説してある。

黄芩（おうごん）

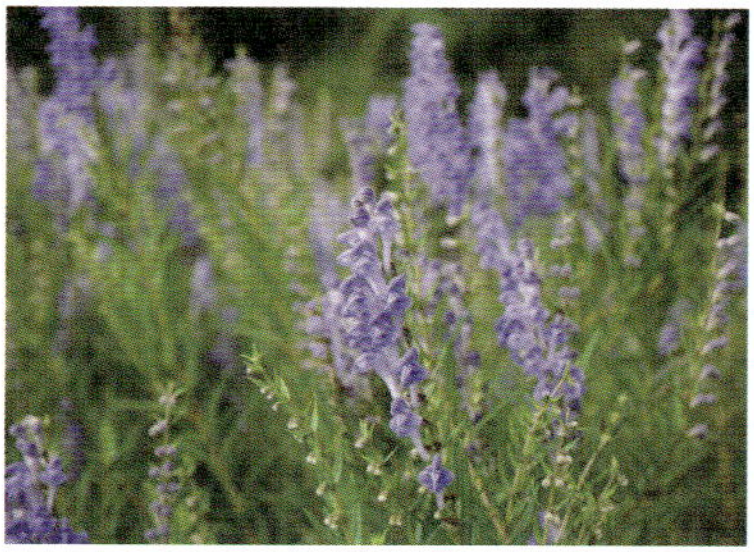

コガネバナ

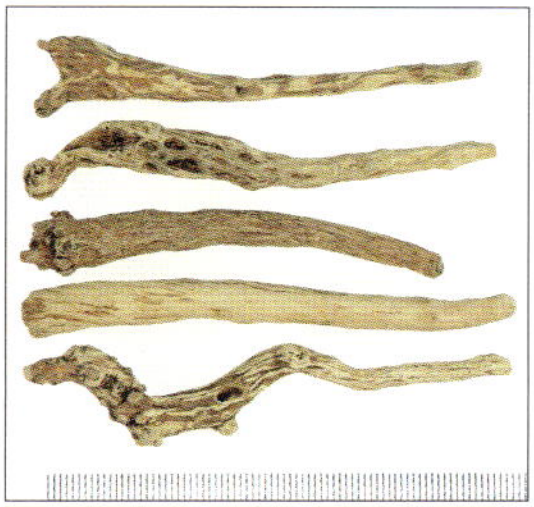

オウゴン

このように、漢方医学とは自然の力と人間の試行錯誤による知恵の結集であり、ここでは身体に発生した有害な熱に対して的確に清熱作用を発揮する術が記されている。そして、これは何百何千種とある生薬一つの話であり、二千年の歴史の中で構築された何千何万冊という中医書のたった数行でしかないのです。一生かかって研鑽を重ねても到達出来ない至宝の医学、知ると感激してしまう先哲の知恵、大好きだから熱心に学んで行こうと思う。調剤室の百味箪笥から黄芩を取り出せば、その容姿は黄金色に輝いて見える。初学の頃、「黄」がつく黄芩、黄連、黄柏、大黄は、等しく清熱薬に属すと習った。しかし、どの清熱薬もそれぞれの代用薬として使えないのである。私の代わりがいないように。あなた様の代わりもいないように。全ては、唯一無二の存在なのです。

（2016年4月22日号）

龍骨（りゅうこつ）

２０１６年４月16日午前１時25分、前日の比じゃないひどい揺れ、携帯のアラームと大音量の放送が恐怖心を通り越し頭はパニックに。熊本阿蘇地方を中心として発生した連日の大地震。現在私の住む水俣市は余震に怯えるだけで済んでいるが、被災地の友人達には見舞う言葉すら見つからない。あの日から20日が過ぎ、やっとこの原稿を書き始めた。最近では本当の余震があったのか、地震の夢を見ていたのか分からない、そんな朝を迎える。気が休まず疲れる。余震の震動で疲労する。見るもの聞くもの不安だらけで疲労。とにかくこの地震にヘトヘト疲れた。

漢方薬には、精神不安を治す生薬が沢山ある。本日紹介する龍骨は、古代の大型哺乳動物（マンモス）などの化石をいう。重量感ある性質から浮陽した精神を沈めて鎮静する重鎮安神薬に分類されている。類似する牡蠣《ぼれい》（蠣殻）と一緒に配合される事が多い。さて自然界で起こる現象は、似たような病状として発生する。中医学では、突然の痙攣発作を肝風内動という。将に体内発生の地震である。治療出来る

龍骨（りゅうこつ）

鎮肝熄風湯《ちんかんそくふうとう》という方剤にも龍骨牡蠣が平肝潜陽を目的に配合されている。地震は予測不能の天災。連日不安をあおる報道、様々な憶測が飛び交い不安に拍車をかける。恐怖映画を見ただけでも不眠になる人もあるというのに。誰も心に浮かぶ不安を自分ではどうも出来ない。私は、身体に優しい漢方薬でお役に立ちたいと思う。

地下に棲み、身体を揺することで地震を引き起こすとされる大鯰《おおなまず》は、巨大なナマズの姿をした日本の伝説の生物。古くは、地震を起こすのは日本列島の下に横たわる「龍」が大騒ぎしたという話もある。余震を繰り返しながらしか鎮静しないのは自然の摂理か。熊本弁「がまだせ」は余力がある人にかける言葉。「負けんばい、熊本」。うんにゃ「負くんなよ、熊本」。気付かぬ疲れもある。積極的に休もう。

（2016年5月27日号）

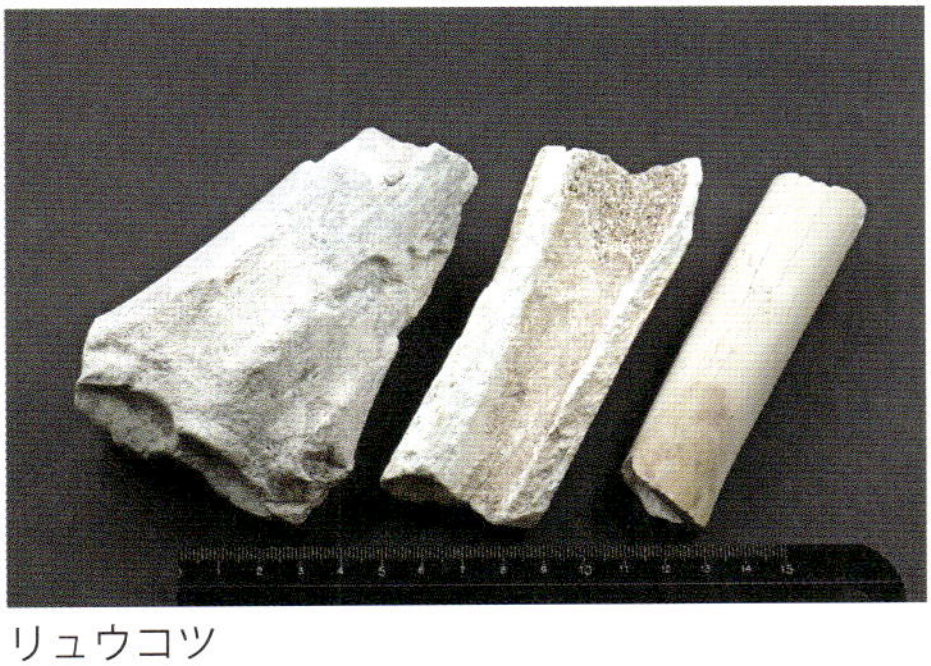

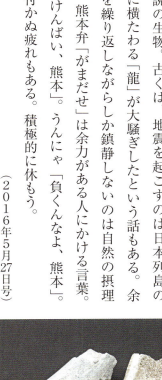

リュウコツ

牛膝（ごしつ）

今日も当薬局で研修中の七田彰子先生が煉炭火鉢で生薬の修治をしている。牛膝を酒で蒸し熟牛膝にすれば、肝腎を補う作用が強化されるのである。時折彼女には生薬に纏わる四方山話を聞かせる。

大学時代に参加した漢方研究会の夏期合宿。木村孟淳教授に同行し薬草採取に出かけた山中で、牛の膝に似る茎にある節を持つ植物を見つけると、これが牛膝だと教えていただいた。猪の膝にも似るのでイノコズチとも呼ばれる。世界最古の薬草書《神農本草經》には、百倍という別名が記載され《本草綱目》では牛の力の如く滋補力が（百倍）強いと説明。まさに「名は体を現す」。膝や筋肉の痛み改善と足腰を強くする効果があるのだ。《中薬大辞典》には、生用すると活血祛瘀や引血下行に、酒で製すると補肝腎に強く働くとされていて、私は生牛膝と自家製熟牛膝（酒蒸）を使い分けている。また様々な婦人科疾患にも配合される。効く薬は当然不向きもある。古来より妊婦に禁忌とされ崩漏（婦人科不正出血）の方にも適さない。例えば、腰膝痛に汎用される左帰丸（さきがん）は、崩漏には牛膝を抜いて使用すると習った。

他にも牛膝の入る腰膝痛処方に牛車腎気丸《ごしゃじんきがん》、疎経活血湯《そけいかっけつとう》、独活寄生湯《どっかつきせいとう》などがある。人は痛み自体より痛みを苦しく思う気持に疲弊する。漢方には「通ざれば痛む（流れが悪いから痛む）」という鉄則がある。痛みを止める西洋医学に対して、通して（巡らせて）治す東洋医学。漢方は、問診により患者さんと私の心が通じる事から始まる。私は、私を信頼し頼る人だけしか治せない。あまりにも当たり前の事だけれど真実だ。私は、あなた様に熱心です。

（2016年6月24日号）

知母（ちも）

漢方の発熱とは、自分で熱を感じたり、他人が患部に触れて熱を感じる事をいう。例えば、夕方になると熱を自覚するために体温測定を行う。体温計での測定値は様々で予想道りだったり、予想に反して平熱だったりする。医院を受診しても検査で異常なしの為、漠然と解熱剤を使用している方も多い。中医学では、疲労によって発生したり悪化する発熱を内傷発熱と呼んで様々な発熱パターン（虚証：気虚発熱、血虚発熱、陰虚発熱。実証：肝鬱発熱、湿鬱発熱、血瘀発熱）に分類して治療している。陰分の不足をいう陰虚発熱は、自動車に例えるとラジエーターの冷却装置異常、火照る症状（オーバーヒート）が発生する。活動後疲労感と倶に段々と灼けて来るので、咽喉が乾き冷たい飲料水を欲し、手足が火照って来る。顔や頭、全身も熱いと訴える方がいる。

知母・黄柏という生薬の配合で清熱出来る。知柏地黄丸《ちばくじおうがん》は代表する漢方処方。知母は、和名をハナスゲといい、葉がスゲに似て、スゲより美しい花が咲くからハナスゲらしい。中医書では、薬効を生用で清熱瀉火が強く、塩炒で滋陰虚熱が強いと修治方法が説明されている。血圧が高めと相談された方の症状を伺うと、この知柏地黄丸が適する陰虚火旺という証の方が多くいらっしゃる。人間の心理は不思議。血圧にしても体温にしても、高いと心配で下がるまで測り続ける。高い事より、高い事の不安こそ病気の本体なのかもしれない。知柏地黄丸は、わき上がる不安もスーッと冷ましてくれると効果を表現され喜ばれる。

さて、話しを戻そう。その昔、身寄りのない薬草採りの老婆が、自分を母親のように親切に助けた木こり夫婦に、「母の心を知る息子夫婦に巡り会えた」と感謝しハマスゲの根を薬草だと教えた事から、その名が知母となったと伝わる。私の母も年を取った。元気でいて欲しいと願っている。

（２０１６年7月22日号）

龍眼肉（りゅうがんにく）

2016年8月11日～14日、息子の青洲と親子二人旅の大連。スーパーの果物売り場に立ち寄った。売り場のお嬢さんに、今晩食べて美味しいのはどれかと尋ねると、巨峰ぐらいの球形で淡褐色の硬そうな果皮を持つ果物を指す。名前を尋ねると「龍眼《ロンイエン》」と答えてくれた。宋代の《開寶本草》という薬草書にある亜茘枝という名からも茘枝《ライチ》とよく似ていると読める。丸い果実の中に黒い種子があり、龍の目に例えて龍眼。中国の伝説には、「悪龍退治で犠牲になった若者の墓に、えぐりとった龍の両眼を葬ったところ、2本の木が生えてきて実をならせたことから名づけられた」とある。

さて、漢方薬の原料は乾果として流通している。ねっとりとして食べても甘くて美味しい。漢方では、胃腸を丈夫にして、血で心を養い、精神を安定させるという薬効を持つ。遠志や酸棗仁の養心安神薬を加え、胃腸の働きを改善する黄耆、人参、白朮等を配合した帰脾湯《きひとう》は、胃腸虚弱、不安、動悸、不眠を治す漢方薬。「脾は血を統す」という中医理論通り、内外の出血を伴う様々な疾患にも応用されている。

さて、ホテルに戻り冷えた龍眼を頬張った。甘酸っぱい香りと倶に今回の旅を振り返る。宿泊した大連賓館（旧大和ホテル）。日露戦争の舞台となった旅順も巡った。二百三高地や伊藤博文を暗殺した安重根が留置され処刑された刑務所、旅順博物館にある珍貴な骨董品の数々。日本統治時代の足跡が多く大切に残されていた。街では、一列になってバスを待つ大連の人達にも驚いた。下手な片言の中国語で話す私に、どの人も笑顔で親切だった。行って見て肌で感じ初めて分かる事ばかり。「日本がロシアの侵略から守ってくれた」私の歴史認識は大きく変わった。アカシアの咲く大連、次は満開の５月に訪れたい。

（２０１６年８月26日号）

独活（どっかつ）

「独活の大木」とは、身体が大きくて役に立たない人の例え。ここでは「うど」と読む。うどは、新芽の時には香りも良く美味しい野草。成長して3メートルほどになり、食べるには固く、材木としては柔らかすぎて折れやすく何の役にも立たないということだろう。また、風がなくても自分から揺れて動いているように見えるので、「うごく→うどく→うど」と訛って名付けられ、漢字も「独活（一人で動く）」となったと云われている。

この独活、漢方の世界では中国産と日本産で全く違う植物でありながら同じ名前で呼び混同されている一つである。日本産を和独活（ウコギ科）、中国産は唐独活（セリ科）という。また、独活と一緒に配合される事の多い羌活《きょうかつ》に同じく和羌活、唐羌活がある。

中国の伝統的な漢方薬に配合する場合は、当然唐独活と唐羌活を使用することになる。この唐独活と唐羌活は、祛風湿剤に分類され、筋肉痛や関節痛を治す漢方薬に配合されている。違いは風湿の邪のうちで風を主とする時は独活、水湿を主とするときは羌活、また羌活は香りが強い事から上部を治し、独活は味が濃い事から足腰を治す。漢方基礎理論に「不通則痛（流れが悪いと痛む）」がある。痛みの原因が、風湿という性質を持つ邪が流れを滞らせているのなら独活・羌活で、散じ通して治す事が出来るのです。

さて、痛みを歳のせいだと言われた事はないだろうか。東洋思想は、歳を重ねる事を成熟と考える。人は日々成熟していくのです。加齢の痛みには、西洋的に一時的な鎮痛剤。成熟の痛みには、根本治療の漢方薬でどうだろうか。百味簞笥から独活を取り出し調剤するとき、私にはその名が「人は誰しも独りでは活きていけない、苦しいときは頼っていいいんだよ」と語りかけてくるようなのです。

（2016年9月23日号）

栝樓仁（かろにん）

私は、中学からの六年間学生寮に入り、熊本市の真和（中学）高校に通った。毎年の学校行事に秋の強歩会があった。金峰山の猿滑りを登り河内のミカン山を通って本妙寺まで20㎞以上ひたすら歩くというもの。山道で林の中にアケビの実を見つけ取って食べたことも懐かしい。その時に、とても綺麗な真っ赤な実がぶら下がっているのも見つけた。後の大学の授業で、その名をカラスウリ、黄色い実（キイカラスウリ）だけを栝樓仁と呼び、漢方薬の原料として使用すると習った。あの赤い実は薬用として適さないのだ。また、その味はとても不味いらしい。今思えば、子供の時の悪戯な好奇心で経験しておけばよかった。名前の由来も面白い。実の色が中国の朱墨に似ることから、唐朱瓜《からしゅうり》と呼ばれていて転化している。また果実が木の上に長く残る様から、烏が食べ残したのだろうと、カラスウリ（烏瓜）の名前がついたともいわれる。やはり不味くて烏も食べないらしい。夜咲く花といえば月下美人が有名だが、このカラスウリの花も大変美しく神秘で幻想的な魅力がある。大きさは8～10㎝く

栝樓仁（かろにん）

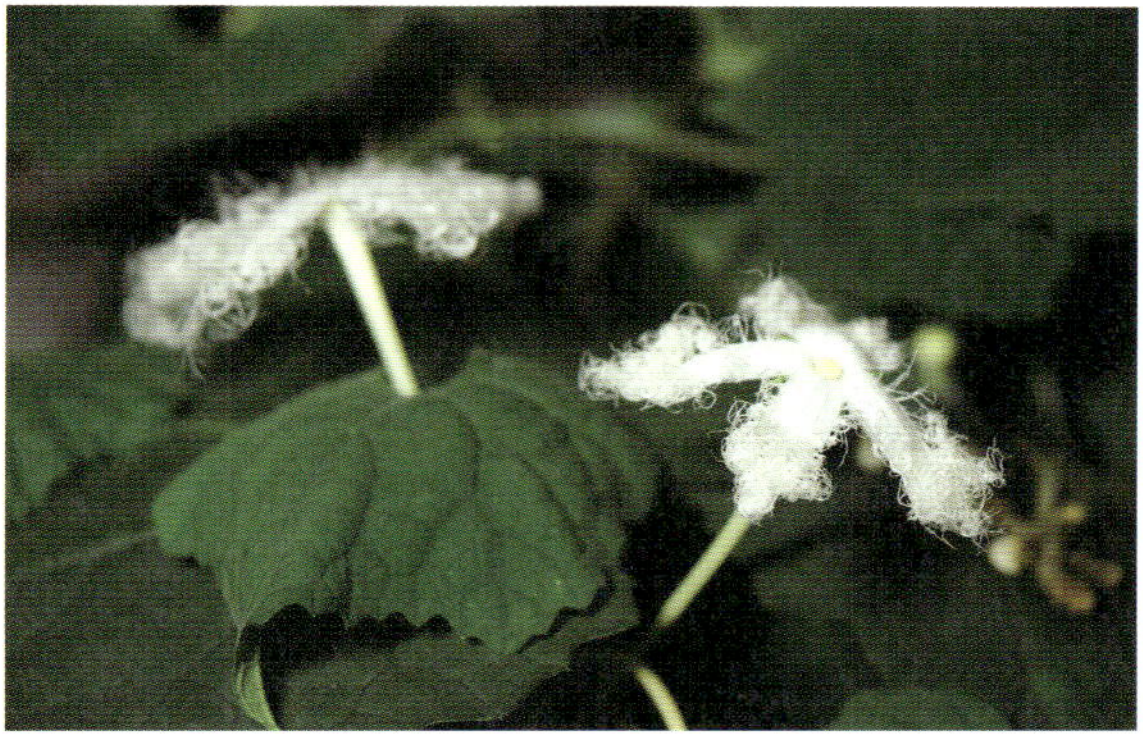

キカラスウリ

らいのレース飾りのついた美しい花で、風にそよぐ姿は舞踏会の貴婦人のよう。夕闇の中で咲いた花は夜明けと共に萎んでしまう。

漢方では、後漢の時代より「胸痹《きょうひ》」を治す栝《か》樓《ろ》薤《がい》白《はく》白《はく》酒《しゅ》湯《とう》がある。分かりやすく言えば、狭心症などの胸痛である。キイカラスウリの実とラッキョをお酢を入れた水で煎じて飲む漢方薬。胸中の鬱熱を除き、痰濁を降ろすと解説されているが極めてよく効く。医食同源の東洋医学。身近な食品が漢方薬の原料として使用されている。いや、食べ物も配合次第で薬に変えてしまう処方力と言わせてもらおう。根は栝樓根という。次号で話を続けよう。

（２０１６年10月21日号）

栝樓根（かろこん）

　床屋の店主園田さんは、刈り上げを綺麗に揃える目的でシッカロールを頭に振ってハサミを運ぶ。最近ではあまり見ることのなくなった技法の一つではないだろうか。もう一つ、赤ちゃんの湯上がりにシッカロール（ベビーパウダー）というのも聞かなくなっている。このシッカロールの事を天花粉とも呼ぶが、天花粉って何だろうと思いませんか？　天花粉とは、前回の栝樓仁（かろにん）でお話しした黄カラスウリの根を乾燥させ微粉末にしたものをいい、江戸時代には子供の汗疹《あせも》の薬として使用されていた記録がある。また、明治時代に東大の小児科教授と薬学部教授の二人が、子供の汗疹予防を目的に、亜鉛華、タルク、でんぷんからシッカロールを創薬。シッカロールというモダンな商品名も学者らしくラテン語で乾かすを意味する〝シッカチオ〟に由来しているそうである。用途が同じで白い粉というだけで混同された呼び方がまかり通っているのであった。

　さて漢方では、この天花粉を栝樓根と呼び、専ら祛痰、止渇作用に内服薬として使用する。顔がのぼせてボーッとすると漢方相談された40代後半の男性は、喉が渇き飲水する割には小便の量が少ないとも話された。充分な問診を行った結果、栝樓根の配合されている柴胡桂枝乾薑湯《さいこけいしかんきょうとう》を店頭で1服。飲み込む度に胸のつまりが取れていくと効果を実感された。ほとほと困った時だけ漢方相談にいらっしゃる方がいる。これも私の大切な仕事。喜んでいただければありがたい。

ところで正真正銘、栝樓根入りの天花粉は売ってないかと探してみると、歴史を感じさせる昔風の箱に入った「布袋入りてんかふん 新あせ知らず」を見つけた。電話で問い合わせてみる。百年の歴史のある商品だが今は天花粉は入っていないとのこと。とたんに新という字が残念に読めた。

（2016年12月9日号）

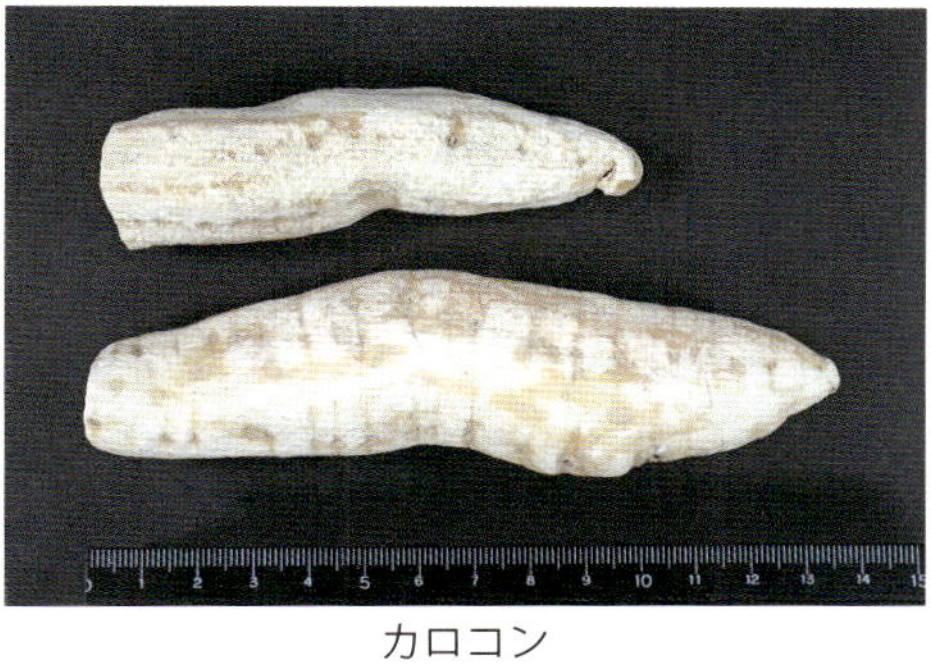

カロコン

霊芝（れいし）

前作、私の《読んで好きになる漢方薬の話》（たにぐち書店）をお読みになられた方から、「漢方薬といえば、まず霊芝だと思っていましたが、書いていないのは何故ですか？」と質問をいただいた。芝はキノコを表し、霊妙不可思議なキノコという意味が由来。古来、中国では霊芝は麒麟や龍などとともに「天子が仁政治を行うとき天から降る」ものと言い伝えられ、「瑞祥（めでたい事の起こる前兆）」として、実在するものの最上位に置かれていた。また、中国の最古の薬草書《神農本草経》において、365種類の薬草が上品・中品・下品の3段階に分類され、霊芝が上品（養命薬で、無毒で長期服用が可能。身体を軽くし、元気を益し、不老長寿の作用がある）に分類されたことから揺るぎない地位を確立している。

私は薬局開局以来20年以上にわたって霊芝の菌糸体（紅芝泉®）について紅芝会で学んでいる。私の臨床経験はこの経芝泉が全てである。この製品は、通常見かける子実体とは違い、サトウキビを用いた固体培養基で純粋培養した初茸前の活性化状態にある霊芝菌糸体抽出エキスである。また広島大学名誉教授渡邊敦光先生、城西大学教授日比野康英先生を中心に沢山の研究発表がなされている。構成成分の違いから、霊芝でありながら霊芝にはない効果を持つ紅芝泉。霊芝の効果を紅芝泉で書けば嘘になってしまう。

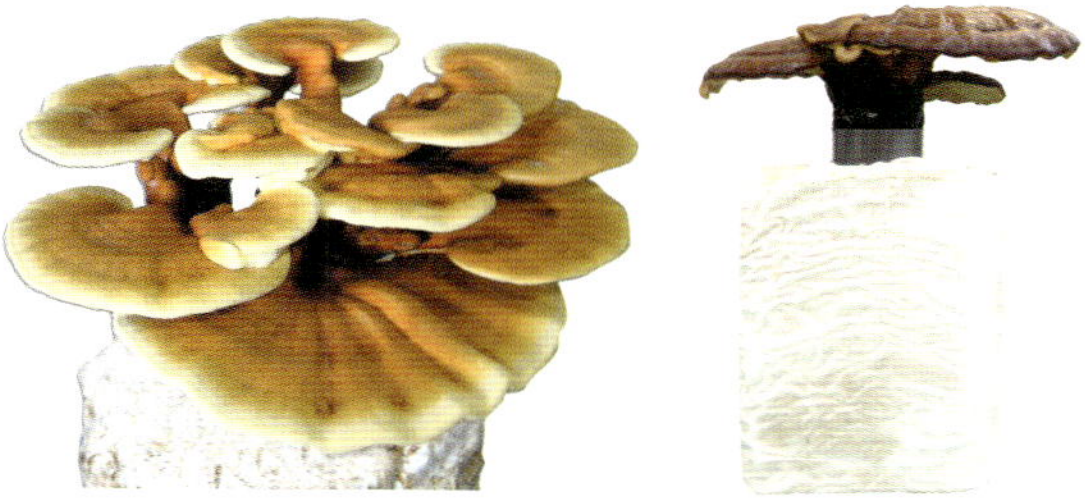

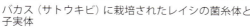

バカス（サトウキビ）に栽培されたレイシの菌糸体と子実体

漢方は、人体を一つの小宇宙と考える。私は、このコラムで様々な薬草の効能を病態と薬草の形状が類似することを解説してきた。霊芝の子実体に見るガチガチに硬い骨格、菌糸体はサトウキビバカスを発酵させ不溶性から抗ウイルス作用のある水溶性リグニンへと溶解させる。痼りを軟化させ逐には消滅させてしまう様を連想できないだろうか。すでに構築されたエビデンスは論文集にあるが、まだまだ研究は発展途上である。生きていさえすれば、必ず佳いことがある。年始に霊芝で瑞祥をご祈念申し上げます。

（2017年1月27日号）

沢瀉（たくしゃ）

沢瀉は、全国の池や沼に自生する水草。葉が家紋に描かれたものがあり沢瀉紋と呼ばれる。

清少納言は「枕草子」の中でこの沢瀉（面高）を、「おもだかは名のをかしきなり、心あがりしたらんと思ふに」（面高とは、面白い名前だこと。気位が高いのかしら）と評している。

漢方では、身体に生じた「虚」不足を補う事を「補」、不必要なものが生じた「実」過剰を追い出す事を「瀉」という。沢瀉は、水中（沢）に生えていて、薬効が体内の水を出す（瀉）ことから沢瀉の名前がある。薬用部は、塊茎。乾燥生薬はパサパサとしていて水分を含有しない印象、また煎じた液色は味共に薄く淡麗。体内の余分な水分を排尿させるイメージが湧く。名の通り有瀉無補の剤なので、通常補益作用のある同効利水剤の茯苓、白朮等と一緒に配合される。相乗作用はもちろん、漢方薬の配合には病人の元気を損なわないように考慮され、優しさを感じる。

あの毛利元就も、出陣の際に沢瀉に蜻蛉《トンボ》が止まったのを見て「勝ち草に勝ち虫、勝利は疑いなし」と全軍を鼓舞し、それを記念して、この植物を紋として採用した

沢瀉（たくしゃ）

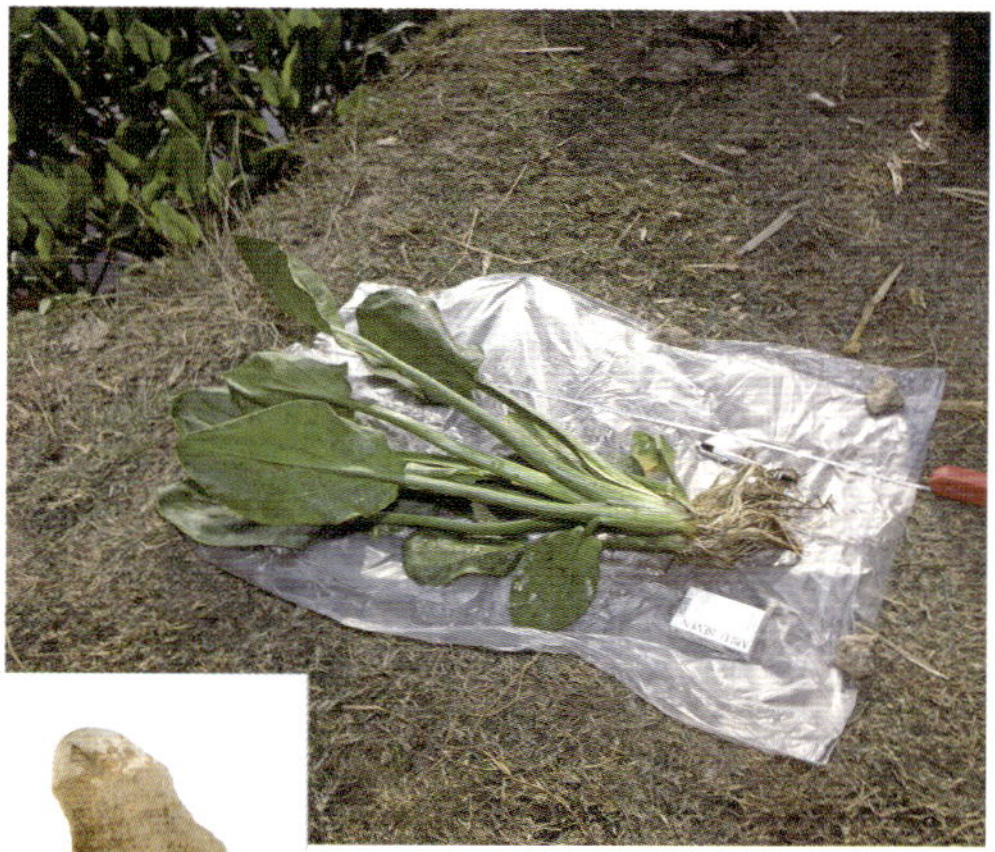

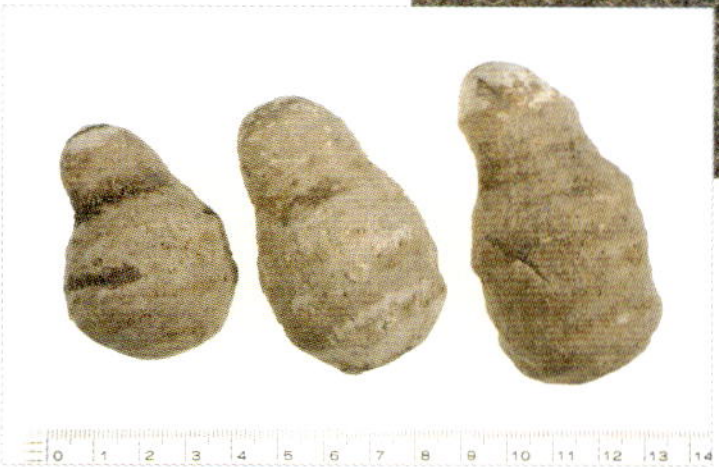

タクシャ

という。確かにその葉の形が盾に似ているところから勝ち草なのだろう。漢方相談をされた方に、この話をして沢瀉の配合された漢方薬をお渡しすることがある。「今日から勝ち草の入った漢方薬を飲むのだから、治る事疑いなし」。こんな話でも笑顔をいただけたらと思う。あなた様から選んでいただきました。今日から独りじゃありませんよ。

（2017年2月24日号）

山薬（さんやく）

毎年、鹿児島の城山観光ホテルで日本専門薬局同志会九州連合会春季ゼミナールが開催される。今年も熱心に二日間の研修を終えて帰って来た。お土産には、どこの軽羹《カルカン》がいいかという話になった。元来、中国において羊肉のスープを固めたものを羊羹といい、日本に伝わり小豆を煮た汁を固めた物が現在の原型。軽い羊羹という意味だそうで、中に餡を仕込んだ軽羹饅頭もあるが、やはり軽羹は軽羹の部分だけがいい。この軽羹、粳米から作ったかるかん粉と山芋、砂糖を混ぜて作られる。話はいつの間にか、山芋談義に変わっていた。

山芋は、三つに分けられる。長芋は、中国原産種長型で水分が多く、大和芋は、手の平や銀杏に似た形をした南方原産種。自然薯は、日本原産種で一番粘りが強い。漢方では、長芋を乾燥して山薬と呼び、漢方薬原料として使用する。古来薯蕷《しょよ》と呼ばれていたが、避諱《ひき》により山薬となった。山薬は、補気と滋陰、そして軽微な収斂作用を持つ。胃腸を丈夫にし、下利や排尿異常、身体の火照りや肺機能、足腰の

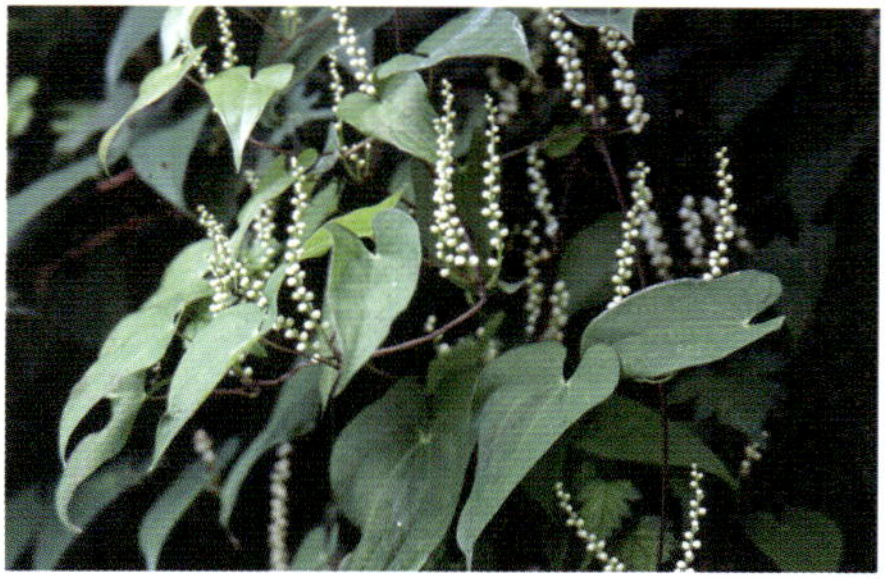

ヤマノイモ雄花

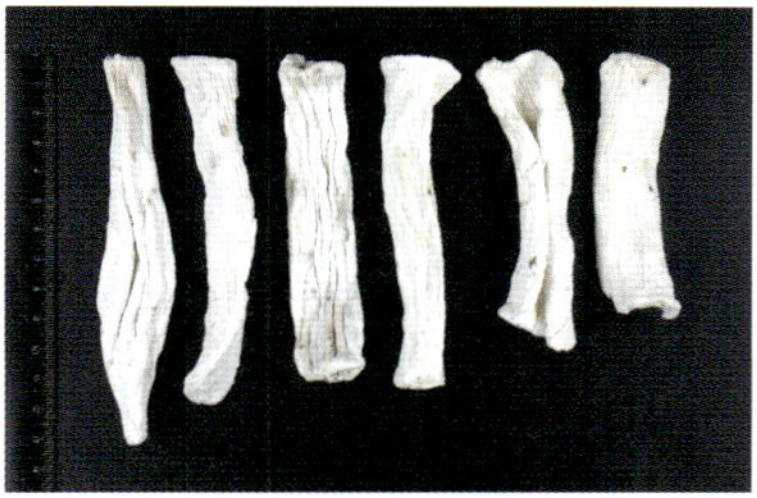

サンヤク

弱り、ホルモンを正常にする作用などを有する。脾虚を改善させる参苓白朮散《じんりょうびゃくじゅつさん》、足腰の弱りや腎虚の症状を改善する腎気丸《じんきがん》や地黄丸《じおうがん》に配合されている。特に、広東《かんどん》牛黄清心元《ごおうせいしんがん》は、薯蕷丸の変方であり補剤の代表としての山薬が多く配合されている。医案を勉強していて、産後の咳嗽に著効した一味薯蕷飲《いちみしょよいん》という山薬単味を煮て飲む処方を見つけた。当に医食同源。食べて美味しく滋養によい健康食品という範疇ではない。適す人があれば、注意を要する人もいる。すり下ろしたトロロ芋を見て、「ねばり強く元気になりそうだ、乾燥症状は改善し、ベタベタとした痰の様な症状は悪化させそうだ」というイメージは持っておきたい。

（2017年3月24日号）

防已（ぼうい）

中国と日本で、同名でありながら漫然と違う起源植物が使用されている事が多々ある。日本では、オオツヅラフジの茎と根茎を防已《ぼうい》といい、中国ではシマハスノハカズラの根を防己《ぼうき》（日本では、漢防已《かんぼうい》）と呼んでいる。已《すで》に気が付かれた方もあるだろうか。已《い》と己《き》も日中で違っている。已己巳己（いこみき）とは、「お互いに良く似ていること。良く似ていて見分けがつきにくいこと」という意味の4文字熟語。誰が考えたのか、「己巳己巳（きみこいし）」。これはほとんど暗号でしょう。覚え方も面白い「巳（み）は上に、己（おのれ）己（つちのと）下につき、半ば開けば已（すでに）に已（や）む已（のみ）」がある。

いささか混乱してきたので話を戻そう。日本では、江戸時代頃から病気を已《おわ》らせる意味から防已《ぼうい》になり、日本薬局方にもこの字で収載されている。中国語の発音も巳（sì）已（yǐ）己（jǐ）と異なり、中国ではこの生薬を防己（ファンジイ）としか言わず他の字を当てることはない。漢方では、浮腫を伴う関節痛（リウマチ）などに応用される。防已黄耆湯《ぼういおうぎとう》や疎経活血湯《そけいかっけつとう》に配合されており、当然日中で異なる生薬が使用されている事になる。《本草綱目》を開くと、元来病から已《やむ》を防ぐという意味からその名が付いたと読めた。己という字は、曲がって曲がって己《おのれ》の紆余曲折を物語っているように見える。人の世では、自分の考えを、己《おのれ》の意志に反して曲げざるを得ない場面がある。また、考えを曲げることが忍びなく、それを取り下げないとしかたのない局面もある。そうした本心に背かざるをえない状況において、私たちは「已《や》むを得ず」という表現を用いる。中国語でも荀子や老子の漢詩に登場した「不得已」は現在でもよく使われている。日本でも防己《ぼうき》と書くのが正しいと思うのだが、已《や》むを得ずか。

（2017年4月21日号）

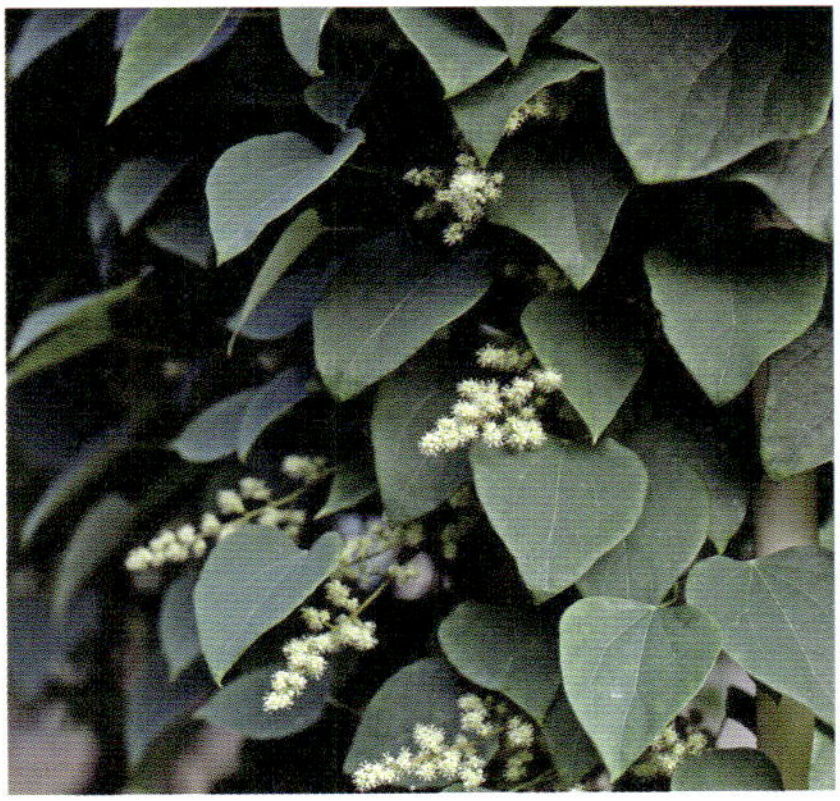

オオツヅラフジ

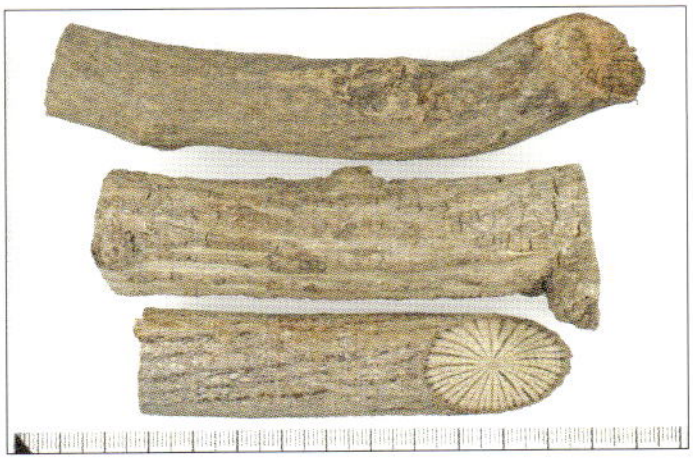

ボウイ

紫根（しこん）

今から二百年以上前、和歌山県の片田舎に日本中から患者が押し寄せた。名医の名声が響き渡ったのだ。聖医華岡青洲先生である。試行錯誤を重ね遂に麻酔薬を発明し、60歳の女性に無痛で安全な乳癌手術を成功させた。西洋医学がエーテル麻酔を成功させる40年も前の事。

さて、この麻酔薬は名医華陀が発明した麻沸散を参考にしたと言われている。曹操（中国三国志の時代）の命令を聞き入れない華陀は牢獄に入れられる。看守に、著した書を後世に残して欲しいと託すも、身を按じて焼き払ったとされ、偉業は伝説でしかないのです。青洲先生のもう一つの創薬に紫雲膏《しうんこう》がある。これは、中国の医学書《外科正宗》の潤肌膏《じゅんきこう》を参考にしたと言われている。これらは、豚脂一味有無の違いがあり、配合の分量比がかなり違っている。紫とは紫根の事。製法はごま油を熱し（約230℃）当帰を入れ抽出し、その後蜜蝋と豚脂を入れ、熱を冷まし紫根を入れ抽出させ布濾しする。潤肌膏は、熱したごま油に当帰、紫根、蜜蝋を入れて後、布濾し製する。紫根の主成分アセチルシコンの融点が142℃なので、その様な事が分からない時代に製法を改良している。青洲先生の努力の結晶に気づいた時には感涙に浸った。それでは雲とは。青洲生誕の日、朝からの嵐が吹き荒れたが生まれると同時に晴れ渡ったことから、雲平と命名されている。雲平の創った紫色をした軟膏という意味であろう。

さて、「華岡青洲の妻」という小説を同郷和歌山出身の有吉佐和子さんが著して有名である。しかし、読めば聖医がマザコンに仕立て上げられ、尊敬崇拝する私には聊か面白くない。当時、門下生が千人を超え、日本一の医学校「春林軒」にて後進を育成されている。生き方は、自らを詠った漢詩として残り、この一文により尽きるであろう。

竹屋蕭然烏雀喧　風光自適臥寒村　唯思起死回生術　何望軽裘肥馬門　（私の粗末な家の周りでは烏や雀が喧しく鳴いている、私はこんな田舎に住むことが似合っている、常に思うことは重病を治す医術のことだけ、高価な着物や肥えた馬など贅沢は望まない。）

水俣市の片田舎で精進すると誓った。

（2017年5月26日号）

醫聖祠（いせいし）

目の前に「東漢長沙太守醫聖張仲景先生之墓」。50歳になった今年、この聖地を訪れ、今私は手を合わせている。言いようのない感動で冷静になれない自分がいる。漢方を志す者なら必ず一度は学ぶ漢方の聖典《傷寒雜病論》の著者。葛根湯、小青龍湯、当帰芍薬散、桂枝茯苓丸、八味地黄丸等日本漢方で大変有名な漢方薬が収録されている。著したのは紀元前。今から2千年以上も昔。張仲景先生がいなければ漢方の発展は無く、それどころか漢方の存在すらないと思う。この表現は過言ではない。

さて、この旅をふり返ろう。２０１７年5月4日上海から中国南方航空で約2時間のフライトで南陽に降り立った。上海では珍しくもない日本人も南陽ではまるで違う。日本人だと言うと皆驚いた様子で、そしてとても親切に接してくれる。タクシーの料金が初乗り5元。上海の1／3なので同じ国にあって物価の差は著しい。昼食で立ち寄った小汚い食堂で食べた刀削麺（8元150円）の旨いこと。帰りは、南陽から寝台車で上海まで16時間。予約しておいたのは、2段ベッドが2つの4人部

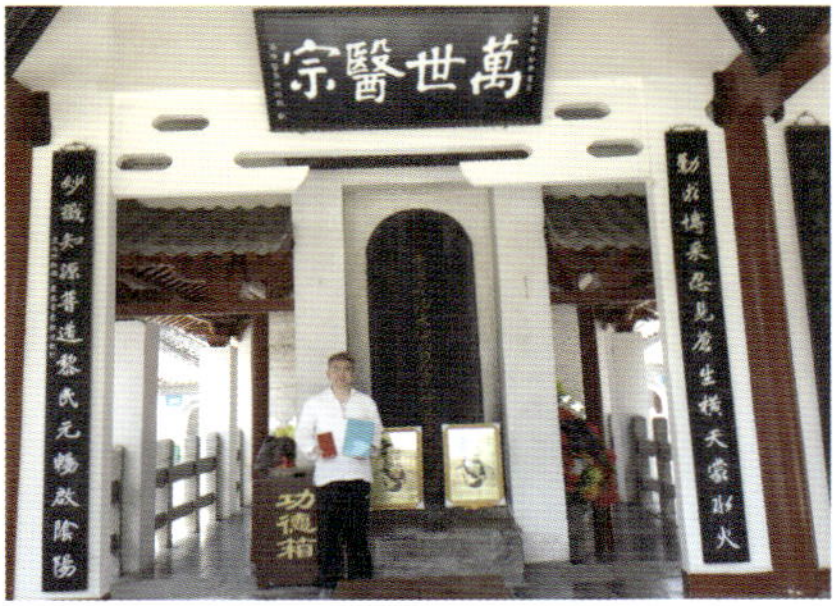

醫聖張仲景先生のお墓

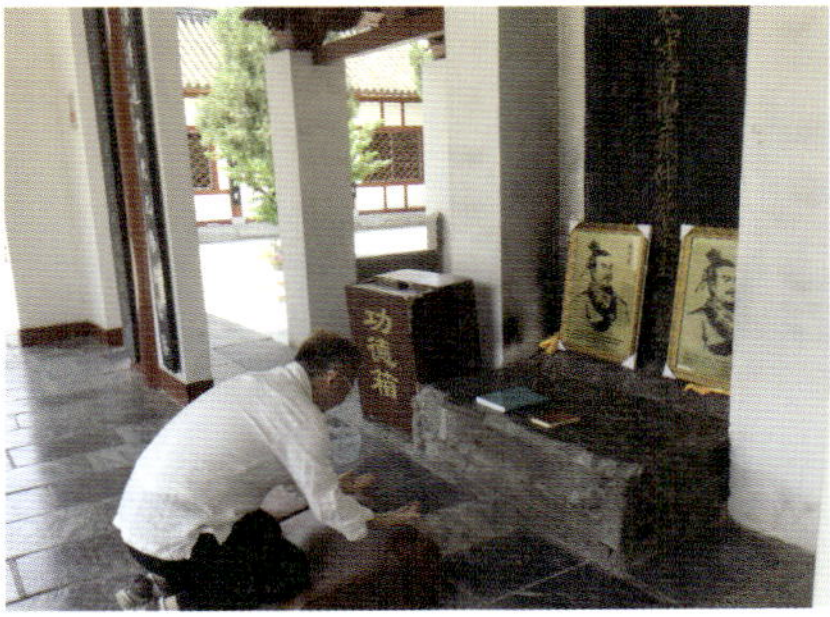

屋。食堂車も健在で愉しい。味は二の次夕食と朝食をとった。列車はそれ自体が観光で移動の手段だけではない。乗務員や同室の人とのふれ合いはよい思い出となった。上海に戻り、陸徳銘教授主催の食事会に呼ばれた。

陸教授一番弟子の呉雪卿先生は、私が墓参りをしてきた事を話すと、「中国人の私も行った事がない」と話し、漢方を志す者として誇らしく思った。醫聖祠において背丈ほどある大きな線香に火をつけ、三跪九叩頭の礼にて師匠菅野宏信先生のご快復とこれからも師匠から習った通りに学び続ける事を誓った。念願叶い感無量。

（２０１７年6月23日号）

芡実（けんじつ）

上海蟹の名店に、成隆行蟹王府がある。蘇州の陽澄湖に自社の養殖場を持ち、季節を問わず旨い上海料理がいただける。先日、春林軒中醫學研究會の学友と陸教授を始め著名な先生方を招いて食事会を開催した。本場ならではの味を堪能した後、副支配人の馮《フォン》さんが「お店からです」とデザートをふるまった。蓮の実ですか？と尋ねると、鶏頭米（jītóumǐ）だと言う。蘇州の名物は蟹と鶏頭米らしい。知らなかった。鶏頭米とは、公園などの池に大きな葉を広げているオニバスの実。太古の昔には地球上に何種類かが存在していたが、氷河期にほぼ絶滅し、日本を含むアジアにただ1種類が生き残った。この種子、咲いた花からはあまりできず、花を咲かせなかった閉鎖花が水中で自家受粉して結実し、閉鎖花1個に約100個の種子をつける。水中に1～3日浮いた後に沈み、水中で何十年も生き延びることが出来る。夏には紫色の花を咲かせ、やがてザクロに似た実を結ぶ。この皮を剥ぐと、中に硬い殻をかぶった実が詰まっており、米のような真っ白い実がコロリと出てくる。蓮肉と同じく滋養作用にすぐれた食品で、漢方では生薬名を芡実と呼び、健脾止瀉・固腎渋精作用により山薬（ヤマイモ）に似た効能を持っている。遺精や帯下に同効の金桜子と2味を配合した水陸二仙丹《すいりくにせんたん》という処方がある。水生の芡実と陸生の金桜子を表現した名前で面白い。最近では、タンパク尿や糖尿病に応用した論文も目にするが、なにか漏れている状態を収斂して留めるというイメージでよい。胃腸には下痢止め、婦人科では帯下に、男性には滑精、老化による尿もれを治療する目的で配合される。芡実自体は、薬効が穏やかでデザート程度の量を食べたからといって便秘や尿閉を起こすこともないが、解って食すことは重要だと思う。以前ベルギー大学の先生方との食事会では、陸教授が蟹は身体を冷やす食品だからと、冷たいビールを飲まないように配慮されていた。大陸に渡ると医食同源が日常に溢れている。この日も生姜茶を飲みお開きとなった。

（2017年7月21日号）

何首烏（かしゅう）

南京の中国薬科大学で生薬修治実習を行ったことがある。もう25年以上も昔の事。その実習室で、当日開催された国際学会の為訪れていた近畿大学薬学部久保道徳教授夫妻と同行していた同研究室の小林由香女史と一緒になった。彼女は、日中医薬研究会渡辺武先生の門下小林正明先生のご息女で大学の後輩。偶然の南京での再会に大変驚いた事を思い出す。修治とは、日本では皆無といってよいほど行われず、中国では行わないことが不思議がられる「調剤前の薬草の下ごしらえ」である。その日、様々な生薬を炒ったり、蒸したりして薬草の毒性を減じ薬効を高める作業を学んだ。

何首烏は、熟成することで肝腎の補精血作用が高まる。当時日本で、育毛剤「カロヤンアポジカ」が「カロプロニウム」という有効成分に新たに竹節人参・何首烏を加え発売されたばかり。開発に携わった久保教授は第一人者と言わんばかりに鼻息荒らく発言を繰り返していた。古来より不老長寿の良薬と様々な医学書に紹介され、名前も興味深い由来を持っている。

何首烏（かしゅう）

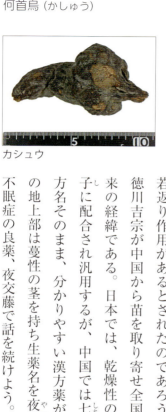

カシュウ

「何田児《かでんじ》という58歳の男は、虚弱のためにいつまでも結婚出来ません。あるとき夢の中に出てきた仙人が教えてくれた食物の根を食べたところ、だんだん元気になり、白髪も黒くなって若返りました。自信を取り戻し結婚して何人も子供をつくり、とうとう百六十歳まで長生きしたそうです。何《か》の首から上が烏《からす》の様に黒くなったという事から晩年、人は彼を何首烏と呼ぶようになり、この薬草名も何首烏となりました。この書には親子三代に渡り長生きした事が記されています。」

高麗人参の根が人形《ひとがた》をしている事は有名だが、この何首烏の根も人形をしていて若返り作用があるとされたのであろう。日本では八代将軍徳川吉宗が中国から苗を取り寄せ全国で栽培させたのが伝来の経緯である。日本では、乾燥性の皮膚掻痒症に当帰飲子《とうきいんし》に配合され汎用するが、中国では七宝美髯丹《しちほうびはったん》と薬効が処方名そのまま、分かりやすい漢方薬がある。さて、何首烏の地上部は蔓性の茎を持ち生薬名を夜交藤《やこうとう》という。次回は、不眠症の良薬、夜交藤で話を続けよう。（２０１７年８月25日号）

夜交藤（やこうとう）

漢方界では、同植物でありながら部位の違いから全く違う呼称を持つ生薬がある。前回紹介した何首烏《かしゅう》は、タデ科のツルドクダミの塊根をいい、今回の夜交藤は、同じタデ科のツルドクダミの蔓性茎をいう。もちろん同植物なので薬効も類似して、何首烏は養血薬、夜交藤は養心安神薬に分類され、不眠症の治療でよく知られる。葉がドクダミに似てハート型をしていることからツルドクダミの名があるが、科目も異なるドクダミ科のドクダミとは、あの独特な香りもなく全く違う植物である。夜交藤の名は、夜に蔓同士が絡むことから名が付いた。

中医病理では、肝血が不足することにより、心陰の不足と心陽の亢進（心の陰陽不交）を起こし、心神不寧から入眠困難・多夢を発症させる。夜交藤を服用し肝血を補うことで、自ずから心の陰陽は正常に交わり理想的な睡眠を得られるようになる。これを知れば夜交藤の名が更に生きてくる。同じ養心安神薬に柏子仁《はくしにん》や酸棗仁《さんそうにん》がある。また、肝鬱気滞（ストレス性）には、夜合花の別名を持つ合歓皮《ごうかんひ》を用いる。

夜交藤（やこうとう）

中医方剤学では、それらを全て配合し13種類からなる甲乙《こうおつ》帰《き》蔵湯《ぞうとう》という不眠処方を学んだ。清代の《医醇剰義》に収載され日本の漢方書に見ることのない、ある意味完成された処方に驚愕し感動したことを思い出す。さて、中国では、何首烏は紅白の別がある。夜交藤も含め何首烏といえば紅何首烏を用いる。白何首烏（別名：大根牛皮消）は、ガガイモ科の有毒植物であるので我が国で使用することはない。韓国では、嘗て混同され白何首烏による健康被害が起こり大惨事となった。生兵法は、大怪我のもと。漢方薬の事が好きなあなた様は、必ず相談出来る漢方薬専門の薬剤師をお持ち下さいね。

（２０１７年9月22日号）

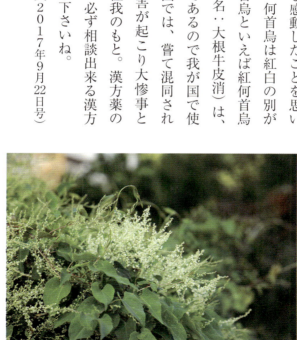

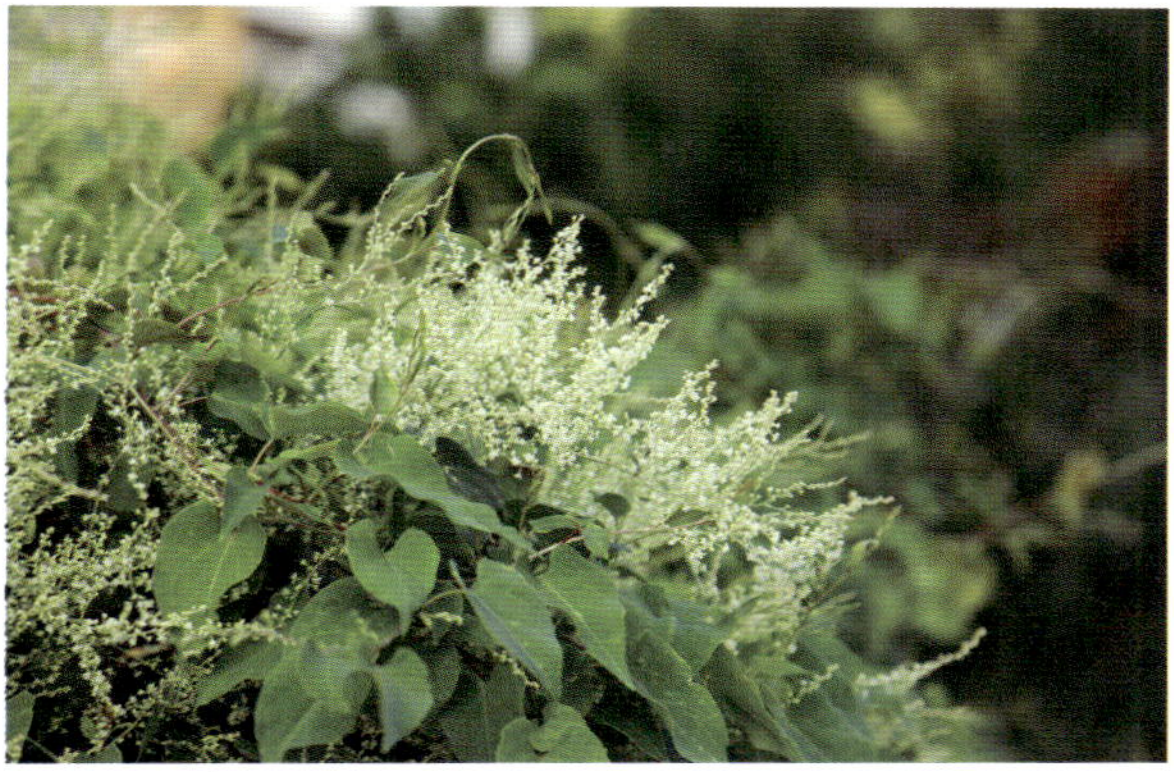

ツルドクダミ

厚朴（こうぼく）

私の住む西日本では、柏餅はサルトリイバラの葉を使用しているそうで、それを知るまでこの葉の事を柏だと迷わず思っていた。更に調べてみると、柏の葉は針葉樹なので何かを包むのには全く不適当であり、実はカシワの葉とは槲《かしわ》の葉の事で、全く柏とは無関係。いつからか柏と槲が混同されてしまったようです。飛騨高山の朴葉味噌《ほおばみそ》は、朴の葉に味噌をのせ、そのまま火にかけ味噌を焼き食べる郷土料理。またお盆には朴葉で餅を包み、朴葉餅として食し、お弁当のおにぎりもこの大きな葉で包むそうで、「朴」は「包」に由来するのだとか。

さて、漢方ではこの樹皮を使用し厚朴と称している。李時珍の著した《本草綱目》には、「その木は質朴にして、皮厚く、味辛烈で色が紫赤なので、厚朴、烈朴、赤朴などと呼ばれる」と名の由来がある。この厚朴、日本と中国で異なる生薬が使用されている。日本産を和厚朴、中国産は唐厚朴と呼ばれ、局方品は和厚朴のみ収載されている。日本産の和厚朴は、ホウノキの幹から剥がした樹皮をそのまま乾燥したもの。中国産は、カラホウの樹皮を湯で煮た後、放置して精油成分を滲み出させたもの。油脂が湿潤したものが紫油厚朴と呼ばれ佳品とされている。代表的な漢方薬に半夏厚朴湯《はんげこうぼくとう》がある。厚朴は、蘇葉と共に理気を助け、茯苓と共に燥湿を助け、半夏と共に祛痰を助け、生姜と共に中焦胃部を温中散寒させるという処方中での名脇役を演じている。相乗作用を発揮することで、気鬱によるイライラ感、それに伴う咽の閉塞感や胃腸障害、咳嗽までも治療する事が出来るのである。

今年も紅葉の美しい季節を迎える。落ち葉を皿に見立て飯事《ままごと》なんて風景は何処にいってしまったのだろう。それどころか食卓から皿が消え、急須のない家も珍しくないと聞く。「忙しいという言い訳は、正しくても、嬉しくない」、言った貴方も、聞いた私も。忙しいとは心を亡すと書くのだから。

（２０１７年10月27日号）

菟絲子（としし）

菟絲子とは、ネナシカズラという植物の成熟した種子をいう。発芽すると黄色い蔓をニョキニョキと伸ばしていき美味しそうな植物を見つけ絡みつき、吸盤で養分を吸い取りながら成長する。寄生植物が決まると枯れて根が無くなるところから「根無し」と名が付いている。さて、美味しそうな植物をどうやって探し当てるのだろう。イスラエルにあるテルアビブ大学マンナ植物バイオ科学センターの所長、D.チャモビッツの著書《What a Plant Knows》によると、「ネナシカズラの発芽した芽はトマトなど特定の宿主の〝匂い〟を嗅ぎ付け、つるを伸ばし寄生する。箱に閉じ込めてトマトの鉢からの空気だけを送っても、トマトのエキスの綿棒にも、そちらに向かって伸びる」と記されている。生物の進化論が正しければ、嗅覚を身につけ動物へと進化途中の植物というところだろうか。

《本草綱目》を繙けば、絲の初生の根は、兎《ウサギ》が拳を握ったような形をしているから菟絲なる名称となったと正しく記されている。中国の昔話に「腰を痛めたウサギが、

菟絲子（としし）

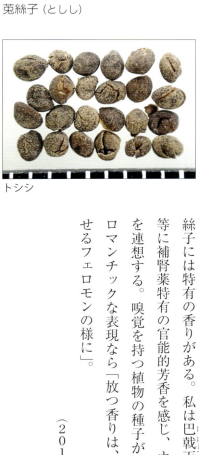

トシシ

この実を食べると元気に快復して飛び回っている。立つこともままならない父親の腰痛に、この実を煎じて服用させたところ、みるみる痛みが取れ立って歩けるようになった。うわさを聞いた腰痛で悩む人々に分けてやると、腰がシャンと伸びるようになったことから、ウサギが教えてくれた蔓という意味で菟絲子という名が付いた」と分かりやすいを説明を見つけた、面白い。

さて、外観がよく似た種子生薬に車前子《しゃぜんし》がある。鑑別は、無臭の車前子に対し菟絲子には特有の香りがある。私は巴戟天《はげきてん》、仙茅《せんぼう》、続断《ぞくだん》等に補腎薬特有の官能的芳香を感じ、ホルモン様作用を連想する。嗅覚を持つ植物の種子がまた香を放つ。ロマンチックな表現なら「放つ香りは、相手を引き寄せるフェロモンの様に」。

（2017年12月9日号）

杜仲（とちゅう）

それまで全く見向きもされなかった薬草が一気にメジャーになる。私の知り得る範囲で一番センセーショナルだったのは、昭和61年（１９８６）その葉をお茶にした杜仲茶のデビューだった。それまで杜仲と字を読めなかった人も多いのでは…。我々は杜仲の薬用部位は樹皮と習う。専門書に葉を使用する記載などなく、一時的なブームに終わると思った。

瀬戸内工業地帯のひとつ、造船業により栄え「夢の島」として知られた尾道市の日立造船株式会社因島工場は、造船不況による経営困難に陥った。数千人の従業員が数十人となり「島が沈む」とのタイトルでＮＨＫ特集が組まれるなど、まさに島経済存亡の危機を迎えていた。造船の会社の営業四人で始めた新規事業が、杜仲茶だったのである。これが日本における杜仲茶の始まり。現在ではＫ製薬が事業を引き継ぎ100億円を超える健康食品産業に成長している。

さて、先記したが漢方では樹皮を使用する。樹皮を裂くと皮中に銀糸が引くように現れ、多いものが佳品とされている。中医では、肝腎を強め、筋骨を強くする作用で使用される。私は、塩水を噴霧して火にかけ、裂いても糸を引かなくなるまで炒め作用を増強する修治を行っている。硬い樹皮から強靭な骨格、ネバネバした銀糸から関節の弾力（クッション）をイメージして行っている。《本草綱目》には名の由来を、昔、杜仲と云う人がこれを服し得道したのに因むとあり、別名も思仲、思仙と仙人の意味で記されている。

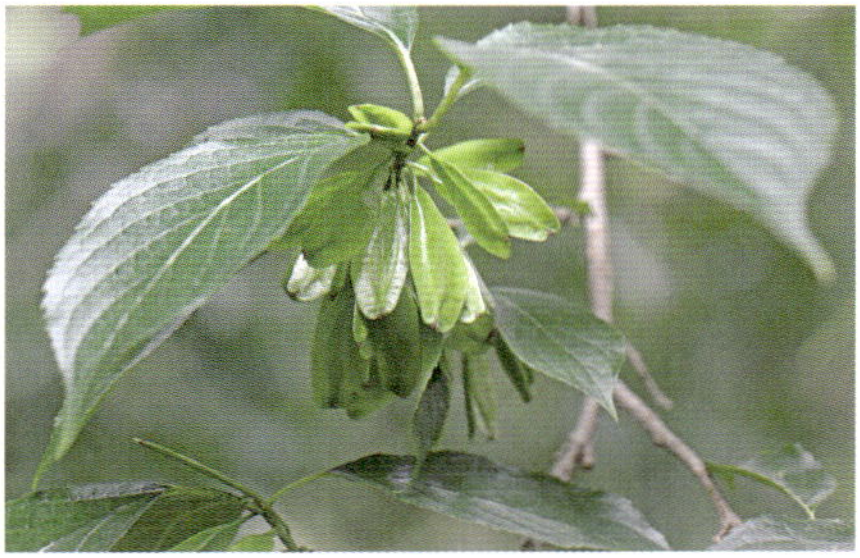
トチュウ果実

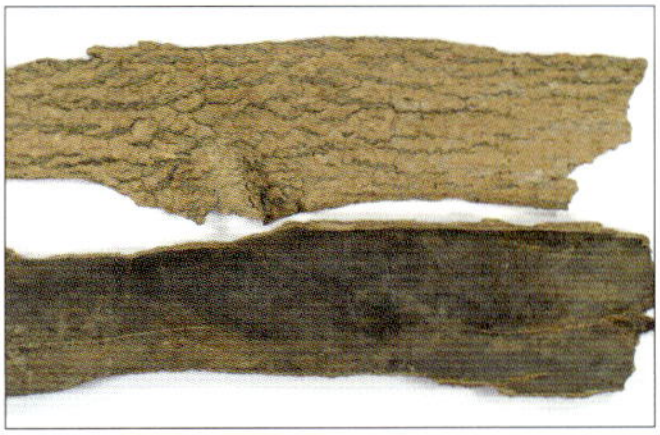
トチュウ

杜仲が最も繁殖したのは、恐竜時代末期の6千万年前頃から6百万年前。過酷な自然環境氷河期さえ生き抜き、力強く生命をつないで今日にあります。まさに仙人の薬草。この唯一無二の植物も奇跡でしょうか。

いいえ、この世は全て、『幸福な偶然』なのです。

（2018年1月26日号）

桜皮（おうひ）

「花を咲かす頃、捲れた桜の樹皮に耳を当てるとゴウゴウと水を吸い上げる音が聞こえるよ」。長島で製材所を営む小林正美さんから教えていただいた。この話を聞いて、大岡信さん著の『言葉の力』を思い出した。とても感銘を受けた一冊だ。著者は、桜色の着物を見て、その染料は桜の花びらを集め煮詰めて作ったものだと思うのだが、実は花が咲く直前の山桜の樹皮で染めていることを知る。春先、間もなく花となって吹き出でようとしている桜の木が、花びらだけでなく、木全体で懸命になって最上のピンク色になろうとしている姿が浮かぶ。花びらのピンクは幹のピンクであり、樹皮のピンクであり、樹液のピンクであった。一枚の花びらと一つの言葉。その人とその人が放つ言葉に掛けている。人はよく美しい言葉、正しい言葉について語る。ある人があるとき発した言葉がどんなに美しかったとしても、別の人がそれを用いたとき美しいとは限らない。

さて、この山桜の樹皮を漢方では桜皮という。日本では華岡青洲先生が創薬した十味排毒湯《じゅうみはいどくとう》に配合され、皮膚病を多く治したと記録に残る。中国では桜皮を使用す

桜皮（おうひ）

ヤマサクラ

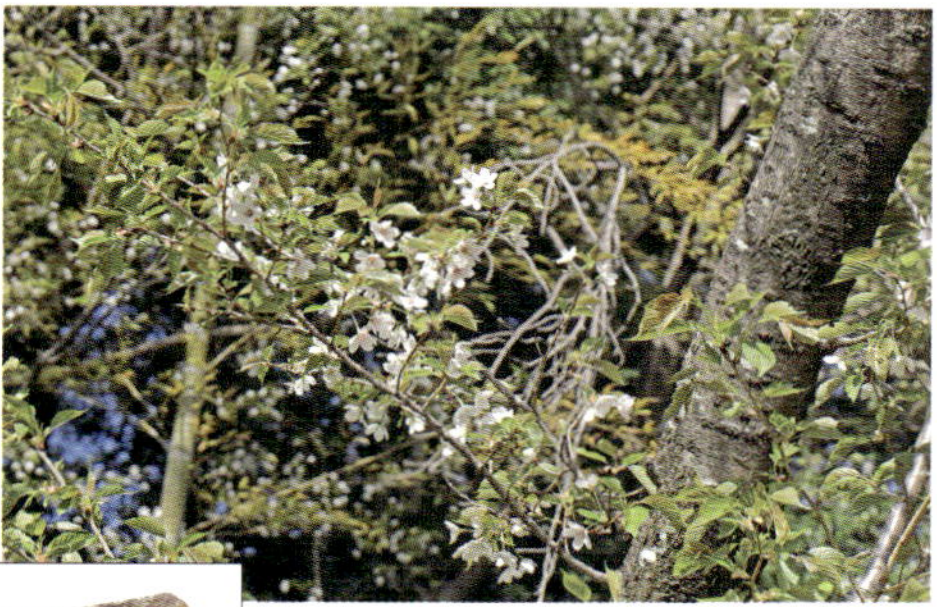

オウヒ

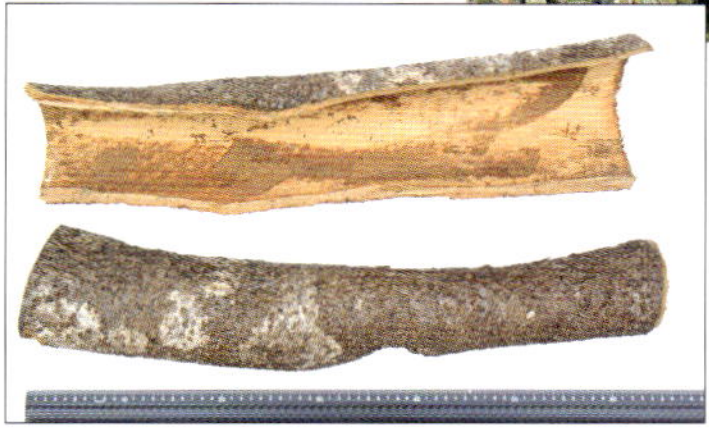

る事はないので、日本にしかない漢方薬ということになる。大学時代、難治だった皮膚病に、この処方が劇的に効いた経験も懐かしい。

私は、桜並木を自転車通勤している。樹皮の色が変わり始めると、樹木が香り、そして全力で開花して見せる。自然界に手抜きなどなく、その誇らしげな勇姿に毎年圧倒される。「花のいのちはみじかくて、苦しきことのみ多かりき」古くから桜は、諸行無常といった感覚にたとえられており、ぱっと咲き、さっと散る姿は、はかない人生を投影する対象だ。今年も待ち遠しい。

（2018年2月23日号）

甘草（かんぞう）

漢方薬は、とても安全で有効である。それは2千年以上どんな専門家からも否定されなかった事実がある。この有効性と安全性の要に甘草の存在があった。百薬の毒を解すと謂われ、また他の薬草の効能を強める甘草は、ほとんどの処方に配合されている。

この薬草、別名を国老《こくろう》という。国老とは国に功績のあった老臣のことで、中医学の世界では重んじられているのが分かる。清代、李中梓が著した医学書には、「甘草は性が緩《ゆるやか》であるが、多く用いてはならない。一つは甘いことでよく腹が張るのをおそれる。一つは薬の効果を減じるのをおそれる」とあり、当にグリチルリチンというステロイド骨格を主成分とし、しかし、この主成分では語り尽くせぬ複雑な複合体たる生薬観を表現している。一般に生で用いれば清熱解毒の作用が強く、炒って炙甘草にすると補気作用が強くなる。もちろん当薬局では自家製の炙甘草を作り、生と使い分けている。

中医学の2千年の歴史は、より安全に、より有効に。十年に、百年に、千年に一人といった先哲偉人達も含め数え切れない漢方家の検証の繰り返しで今に伝わっている。日本では、例えば中国の様に中医基礎理論、中医診断学、生薬学、処方学を学ぶことなく、西洋医学のエビデンス（根拠）に基づいて病名で使用され、悲しいことに副作用も報告されるようになった。日本にしかない漢方用語に「瞑眩《めんげん》」がある。好転反応という意味で使用され、江戸時代の医家以来、都合良く使用されているようである。その反面、明治時代の日本の名医、浅田宗伯先生の門下は、勿誤（間違うな‼）と著書を残している。正しく学べば、正しく使える。医学は、術でなく学問でなければなりません。私の大好きな漢方薬が、日本で正しく学べるようにと願うのです。志半ばで挫折しなければならなかった、漢方界を後にした友人達に、私も残念に思う。

折角好きになったのに・・・。

「好きになることは簡単で、好きでいることは難しい」。

（２０１８年３月23日号）

桂枝（けいし）と肉桂（にっけい）

先日、老舗上海老飯店に名物料理、金牌八宝鴨（鴨のお腹に餅米を詰めて蒸した料理）を食べに行った。店員さんから今日はよい桂魚があるからと松鼠桂魚（甘酢あんかけ）を勧められる。中国ではよく見かけるスズキ科淡水魚、旨い。調理方法は清蒸桂魚とお願いして白葱、生姜、豆豉、さっぱりとした醤油味でいただいた。この魚、正しくは鱖魚といい、同音の発音（guìyú）から桂魚が一般的となっている。

さて、漢方薬の生薬原料に桂枝と肉桂がある。子供の頃、ニッケの木の根を掘って根皮を食べて遊んだ事があるが、日本桂皮は根皮をいう。日本に原料輸入されている桂皮（樹齢7、8年）は、桂《ケイ》の比較的若くて薄い樹皮をいい、日本桂皮と類似するが同じ植物ではない。中医書では、体表を温める桂枝（柔らかい細い枝）は解表剤、体内を温める肉桂（樹齢10年以上の樹皮）は温裏剤と使用部位を分類している。しかし、日本では区別されず桂皮のみが使用され、例えば桂枝湯《けいしとう》に桂皮を疑いなく使うという奇妙な事が行われているのも事実。桂枝は、薬草問屋に嫩枝《どんし》でと注文すれば入手は容易で、日本国内の流通に問題はない。

桂枝と炙甘草の二味からなる桂枝甘草湯《けいしかんぞうとう》は、心陽虚という胸の冷えから来る動悸を治す。人参湯に桂枝を入れた桂枝人参湯《けいしにんじんとう》は、胃腸を温める作用増強で下痢などを伴う頭痛等を治す。肉桂と出会った附子は、強い温陽作用を発揮し、例えば八味《はちみ》地黄丸《ぢおうがん》は足腰を温め諸症状の快復を促す。乾薑と肉桂は倶に腹部をよく温め、例えば安中散《あんちゅうさん》は、冷えからくる生理痛の特効薬である。慢性頭痛でお悩みだった女性の方。朝の起床時に甚だしく、特に曇天時に悪化傾向。首筋から痛む。項は太陽膀胱経の経絡、桂枝の行く所である。祛湿剤の白朮と組み合わせた苓桂朮甘湯《りょうけいじゅつかんとう》をお飲みいただいた。四種類の生薬からなる比較的温和な処方であるが、効果が絶大であった。

書きながら八代日奈久温泉の三号線沿いにある昔ながらの製法のニッケ玉の事をふと思い出した。高速道路が整備され便利になると風化してしまう景色がある。ちょっと寂しい。

（2018年4月27日号）

動物生薬（どうぶつしょうやく）

漢方薬の原料となる生薬は、草根木皮だけでなく鉱物生薬や動物生薬も含まれている。日本でも漢方薬のパッケージに見ることが出来る。

鉱物生薬の石膏《せっこう》。動物生薬の牡蠣《ぼれい》、龍骨《りゅうこつ》、鹿茸《ろくじょう》、牛黄《ごおう》などは、専門店でなくても漢方薬のパッケージに見ることが出来る。

先日立ち寄った北京の王府井小吃街。ここは珍しいものを食することが出来た。細い路地に建ち並ぶ屋台に全蝎《ぜんかつ》（サソリ）の串刺し。横のトレイには白僵蚕《びゃっきょうさん》（カイコ）。これらに白附子を配合すれば牽正散《けんせいさん》という脳卒中後の顔面麻痺後遺症を治す処方薬になる。海馬《かいま》（タツノオトシゴ）や蛤蚧《ごうかい》（大ヤモリ）など中成薬に配合される生薬も見る？　事が出来た。漢方薬の発展は、なんとかして治してほしいという願いと、治してあげたいという願いである。漢方薬治療の歴史は、人の知恵の結晶。地球上にあるものからしか薬をつくり出す術はありません。

散策していると、大通りを挟んで向かい側に「狗不理（犬も相手にしない）」という変わった店名の包子（肉まんじゅう）店を見つけた。店の前には「狗不理出典」と、その名の由来が記してある。「狗不理は１８５８年に創業、150年以上の歴史があります。創始者は河北省の高貴友という男性。彼は育てやすい子という意味で「狗子（犬の子）」という幼名をつけられます。14歳で天津の包子店に奉公に出ます。熱心に包子作りの修行に励み、腕前を上げ、３年後の１８５８年自分の店を出し「徳聚号」と名付けます。狗子の作る包子はふっくらやわらかで、脂っぽくなく、形は菊の花のように美しい。店は大繁盛。狗子は忙しくて客と話す暇もありません。そんな彼を見て人々は、「狗子売包子、不理人（狗子は包子を売るときは、客の相手をしない）」と言いました。それが転じて彼のことを「狗不理」と呼ぶようになり、本当の店の名前はしだいに忘れられてしまうのです」。服務員の制服の刺繍にも狗不理。一心不乱に生きて来た形容であり、お店のポリシーとなっているのだろう。どこへ行っても学ぶ事は多い。

さて、話を戻そう。全蝎を恐る恐る口に入れてみた。するとイタリア人らしき旅行客が話しかけてきた。「旨いか?」「お前も食べてみろ」彼も乍ち周辺の人気者となった。周囲の目を串刺しにして。

（２０１８年5月25日号）

柏子仁（はくしにん）

日本では、〝油物〟という表現で全ての油が身体に悪影響を及ぼすかの様に思われてきた。しかし、最近は打って変わって身体によい油脂ブーム。オリーブ油を代表するオメガ6系不飽和脂肪酸や魚油や亜麻仁油のオメガ3系不飽和脂肪酸。大さじ1杯を飲む健康法なんて少し前まで考えられなかった。これら良質な油脂には、身体の腐敗した油分を排泄し動脈硬化を予防する事が知られている。油汚れを水拭きしても取れないのと同じで、いくら水を飲んでも血液がサラサラになるはずがない。漢方薬の原料にも有益な油脂を含有している生薬が沢山ある。特に種子類の不飽和脂肪酸である。中でも、私は柏子仁のオイリーな香りがとても好きで癒される。香りの鑑別は、生薬の善し悪しにとても重要な要件だ。開封後は、酸化防止を目的に冷蔵庫で保管することが望ましい。

さて、漢方では血の身体を栄養するエネルギー不足によって引き起こす症候群を血虚証《けっきょしょう》と呼んでいる。更に臓腑の生理とその病状の違いにより、心血虚証、肝血虚

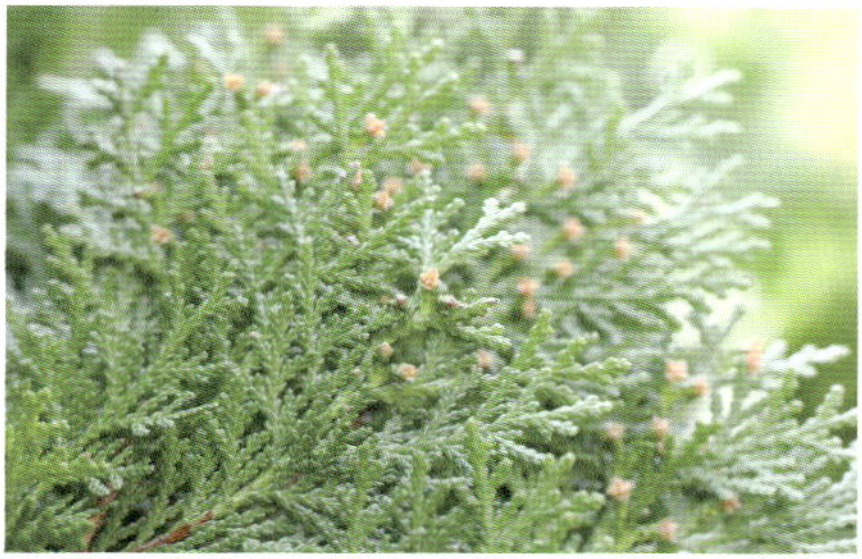
コノテガシワ

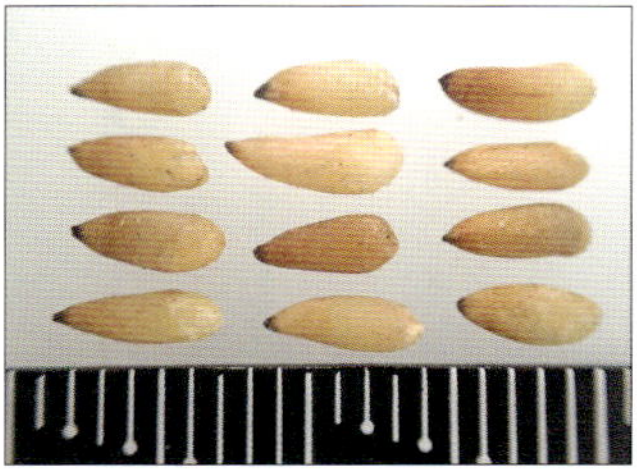
ハクシニン

証、或いは心肝血虚証と表現されている。当然選択される主薬も違ってくる。不眠症を例にすると、心血虚証に柏子仁を、肝血虚証に酸棗仁《さんそうにん》を使用する。また心肝血虚証には両者を併用する。但し心血と肝血の不足は互いに影響しやすいのでよく一緒に配合されている。代表的な漢方処方に、心血虚証の養心湯《ようしんとう》や肝血虚証の酸棗仁《さんそうにん》湯《とう》がある。講習会等で、「西洋医学の貧血と漢方の血虚は同じですか？」と質問される事がある。これらは全く違う概念である。漢方医学では、胃腸で血を造る。西洋医学では、骨髄から血液はつくられる。腸血生成説と骨髄血生成説。やはり水と油ということであろう。

私は、混ぜるな危険に賛成です。

（２０１８年６月22日号）

天南星（てんなんしょう）

今年の広島、岡山、愛媛を中心に日本全土を襲った集中豪雨。河川の氾濫が重大な被害をもたらした。「地球は変化しています。私達の意識を変化させなければなりません」。当を射た話だと思う。奇しくも七夕。雨の多い季節に、天の川が氾濫することを見立て、作られた切ない恋物語。各地で七夕を飾り短冊に願いを込めた矢先の事だったと思う。仕事からの帰り道、熊本地震の時大変お世話になった人達に何か出来ることはないかと、大雨が去り何事もなかったかのように美しい夏の星空を眺め願うのである。

さて、漢方には「夜空に広がる星」という名の付く天南星がある。同じサトイモ科の植物、半夏《はんげ》と似た燥湿化痰薬に属し、脾胃の湿痰を除く働きの半夏に対して、経絡の湿痰を除く天南星。互いに相乗作用を有し、胃腸病には半夏を主体に天南星で補佐し、神経痛や麻痺には天南星を主体に半夏で補佐する。明代龔廷賢が著した《萬病回春》の臂痛（肩関節周囲炎）に二朮湯《にじゅつとう》がある。二朮とは、二つの祛湿剤、白

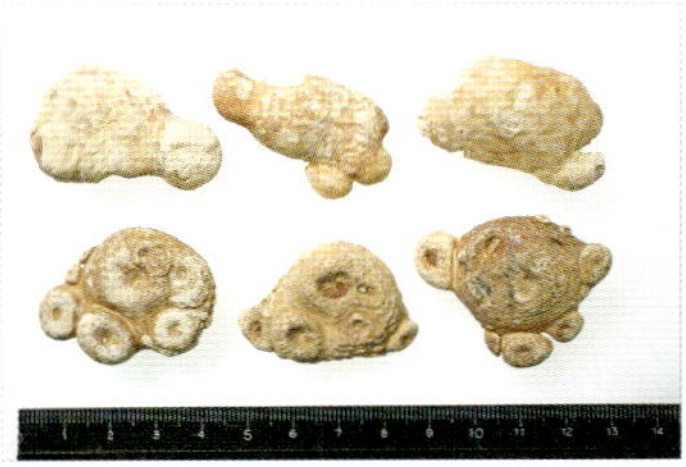

テンナンショウ

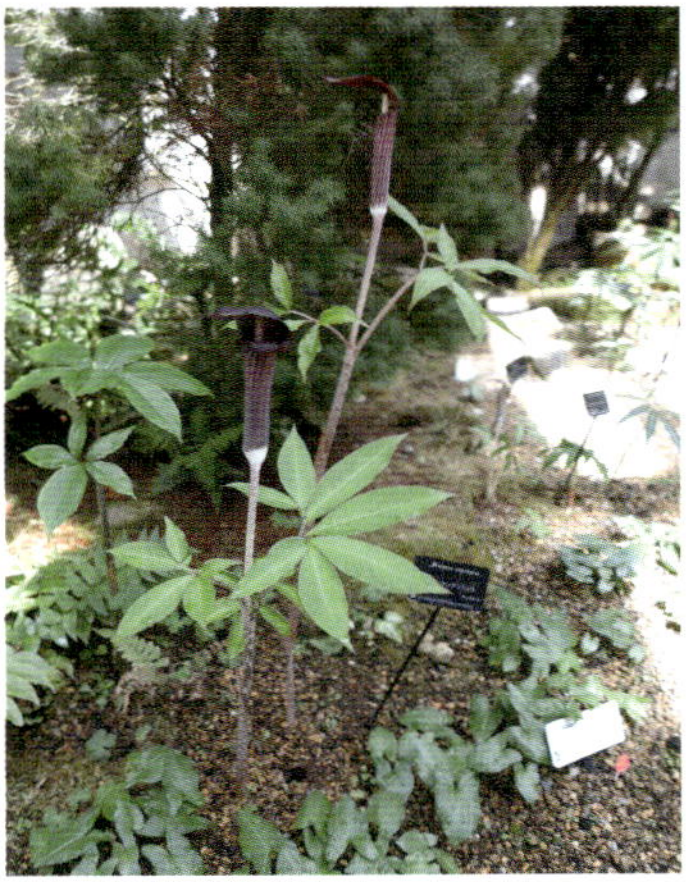

朮と蒼朮が配合され、関節や神経に湿邪の停滞によって起こす疼痛を治す漢方処方。天南星に半夏を配合して関節部の祛湿痰作用を強めている。また、下半身の症状を治す獨活を嫌い、上半身に著効する羌活を選用していて、主薬はむしろ天南星、半夏、羌活となる。診断には、問診において湿度に関係して悪化する症状を正しく分析する。私の使用経験からも、俗に言う天気痛に服用していただくと喜ばれている。

ここに天南星について書きながら私の好きな本〝星の王子様〟（サン＝テグジュペリ）が頭に浮かんだ。何度読み返してもこの物語に出てくる「おとなたち」になってしまった自分を省みるのです。「大切な事は、目に見えないいんだね」。

（２０１８年７月27日号）

合歓皮（ごうかんひ）

「この木何の木、気になる木、名前も知らない木～♪」というCMソング。この木の名前が気になりますよね。この木はアメリカネムノキという。ネムノキの名前の由来はネブリノキ（眠之木）。夜になると小葉と小葉を重ね、眠るように閉じ、夕方から花を咲かせる。朝、太陽が出てくると葉は起き始め、花はしぼみ始めるという儚い1日花。まさに太陽と月との関係に似ていて、神秘的な植物である。花はなぜ夕方から咲くのかといえば、夜に花を目立たせる必要があるからで、夜の蝶がいるから夜の花も成立するというわけである。蝶や蜂、蛾が夜でもよく目立つ淡い色の花びらや、強くて甘い芳香に誘われて近づいてくるのだ。漢方では、ねむの木の樹皮を合歓皮といい、前述した夜交藤《やこうとう》や柏子仁《はくしにん》などと漢方薬に配合し、不安感や憂鬱感のある方の不眠症の改善に使用されている。葉が閉じ眠っているように見える植物が不眠症を改善する。こんな不思議で面白い漢方薬の世界、皆さまにお伝えせずにはいられない。

さて、「ねむる」という意味で使われている漢字には、睡、眠、寐、寝がある。漢語林や新字源には、『睡：スイ、ねむる、ねむり、目が垂れる。眠：ミン、ねむる、ねむり、眠は瞑の俗字で、冥《おおう》の意味。寐：ビ、ねる、牀《とこ》の意味。寝：シン、ねる、ねむり、横になるの意味』が記されている。文字の持つ意味の違いで分かりやすい一例を挙げれば、「立ったまま寝《ね》る」のは間違いで、「立ったまま眠《ねむ》る」が正しい使い方となります。漢字には、それぞれの成り立ちに意味があり、これもまた面白い。漢方薬の専門書は、後漢から明清代までの2千年来、全て漢字で記されている。常に辞書を引き、実践してみて、初めて理解出来る事の繰り返しである。現在、精神科専門医師（東京麻布十番メンタルケアクリニック鳥居京子院長）と一緒に、これらの漢方薬を使い不眠症の改善について研究している。体調が悪く眠れないから薬で眠らせるのと、元気になって熟睡出来るということは大違い。「元気になっていく患者さんと共に歓び合う」。私達は、医療の本質に共感しています。

（2018年8月24日号）

陳皮（ちんぴ）

中国から伝わった漢方薬。中国と日本で異なる生薬が使用されている代表例に陳皮がある。日本では温州ミカンの果実皮をいい、中国では古来より一貫して新鮮な橘の果実皮を橘皮《きっぴ》、その古くなったものを陳皮を呼んでいる。陳とは「陳久」の意味。古いものを良品とする生薬に「六陳」の記載がある。唐代《新修本草》の「麻黄、陳皮、呉茱萸、半夏、枳実、此れ陳久に応じる也」である。また、宋代の名著《太平恵民和剤局方》にある二陳湯《にちんとう》は、その方名の通り陳皮と半夏の陳久を良品とするという意味からである。新しいと峻烈な薬効が経時的に穏やかになる。それでは古ければ古いほど良いのだろうか。明代《薬鑑》には「陳皮須用隔年陳、麻黄三載始堪行、半夏隔年須炮製、茱萸気烈待揮散」（陳皮は2年、麻黄は3年、半夏は2年で炮製されたもの、呉茱萸は強烈なにおいを発散した後）と詳しい解説がある。漢方薬は二千年を超える歴史に、先哲者の研究成果が書に残され、揺るぎない医学となり継承されている。古典を学べば学ぶほど、巧妙かつ正確な漢方薬の世界に感動するのである。

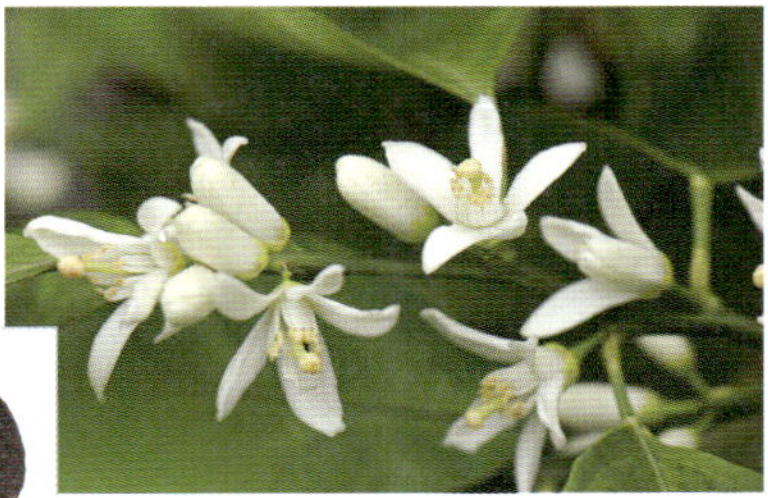

ウンシュウミカン

チンキッピ

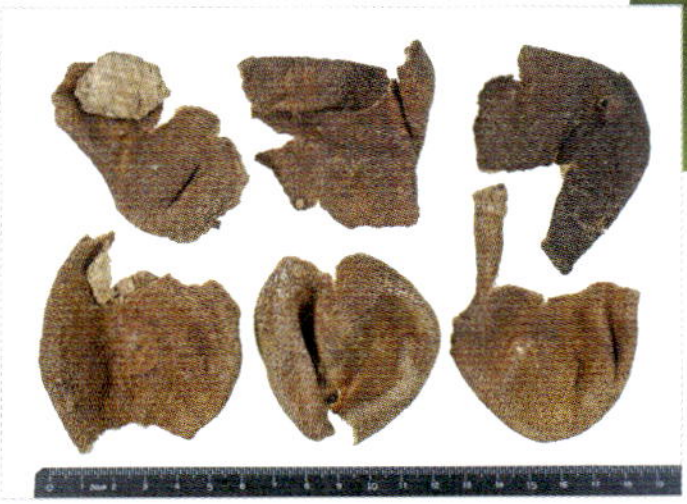

さて、温州ミカン発祥の地は、ここ水俣市から国道３号線を鹿児島方面に下り、豊富な海産物、薩摩芋栽培や焼酎で有名な鹿児島県長島町と言われている。温州とは中国浙江省温州の事だが、この品種とは全く関係はない。驚いたことに、イギリスでは、このミカンをＳＡＴＨＵＭＡ（薩摩）と呼んでいるとか。薩英戦争の後、薩摩から英国に苗木を贈った事が始まりらしい。当薬局のお客様も多く柑橘類の生産者の方がいらっしゃる。手塩にかけて育てられたミカン。ご苦労をお伺いすれば、皮を棄ててしまうのはもったいない。是非、干して入浴剤にされたり、食材の一つとして利用されてみませんか。そして美味しいお料理を教えてくださいね。

（２０１８年9月21日号）

旱蓮草（かんれんそう）

２０１８年12月22日は、冬至《とうじ》である。冬至は一年で昼が最も短い日。冬至にはゆず湯に入り、かぼちゃを食べる風習がある。元気を定義するならば、夏の暑さと冬の寒さに負けない体力ということだろうか。

さて、中国清代に著された《醫方集解《いほうしゅうかい》》という医書に二至丸《にしがん》という漢方薬がある。これは旱蓮草と女貞子《じょていし》の二味からなり、旱蓮草は夏至に女貞子は冬至に採取することから由来が記されている。二十四節気の冬至と夏至は、重要な節気である。自然界では出会うことができない太極に存在する旱蓮草と女貞子は当然無縁。しかし、中医学によって唯一無二の出会いとなるのである。陰の気が極まる冬至に収穫する女貞子と、陽の気が極まる夏至に収穫期する旱蓮草を組み合わせ、これが絶妙な肝腎陰虚を補う漢方方剤となるのである。《醫方集解》にある「腰膝を補い、筋骨を壮健にし、陰腎を強め、鬚髪を黒くする」という効能効果は現在でも多くの臨床家に支持されている。

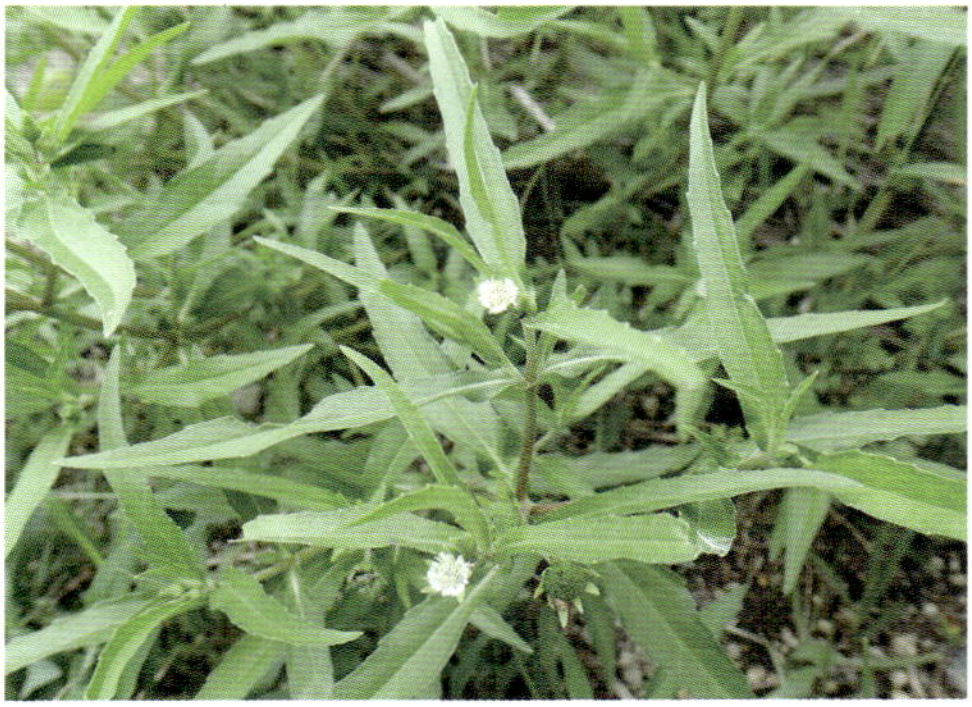

タカサブロウ

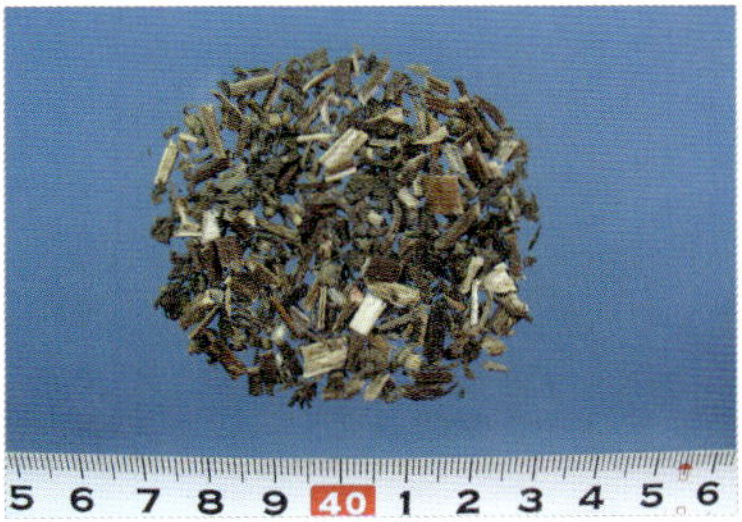

旱蓮草（カンレンソウ、刻）

旱蓮草は、茎を折ると断面が黒くなることから中国では墨蓮草《ぼくれんそう》とか鱧《れい》腸《ちょう》という別名でも呼ばれ、絞り汁は黒色染料や毛染めにも使用されていたそうである。今年上海から鹿児島県大口明光中学校に留学した友人の愛娘の名前は、張墨《ちょうすみ》（Zhāng Mò）という。なかなか子宝に恵まれず、真っ黒な漢方薬を毎日煎じて飲んでいたことから名付けたと聞いた。黒色は腎に入り、中医理論通り婦人科の良薬となったのだ。

（２０１８年12月９日号）

菊花（きっか）

明けましておめでとうございます。本年も漢方薬の話を続けて書きますね。楽しみに読んでいただき、漢方薬の事がもっと好きになっていただければ嬉しいです。

さて、年末年始に美味しいお刺身をいただいた方も多いのではないだろうか。お刺身に添えられているワサビ、大葉（シソの葉）、蓼《たで》（タデ喰う虫も好きずきのタデ。ベニタデと呼ばれている）そして食用菊。全て漢方では魚毒を解すといい、一緒に食べると食中毒の予防になる薬味である。一緒に盛るだけでも香り成分により防腐作用もある。冷蔵庫のなかった時代ではとても大切な生活の知恵だったのだ。この食用菊、刺身に盛られる様になったのは江戸時代の末期頃から。元々、刺身は「指身」「指味」「差味」「刺躬」など様々な漢字が当てられ、江戸時代初期から中期までは酢や味噌で食され、その後、民衆に上質の醤油が普及したことで刺身には醤油となったようである。刺身屋と呼ばれる屋台が登場するのだが、食中毒に悩んだのは間違いないであろう。友人曰く、「先ずは刺身は醤油だけで、その後菊の花を醤油に散らし香りと一緒に花びらの食感も味わう」のが食通らしい。知ってました？しかし、これは生食の習慣のある日本の話。お隣り中国では、お茶屋さんに行くと、最近ではとても黄色が綺麗で鮮やかな飲用の菊花が売っている。熱湯を注ぎお茶として飲まれる。菊花は緑茶と同じく清熱作用がある。温かくして飲んでも身体を冷やす。ちょっと一息一休み。頭のクールダウンに良い。また風熱の外邪を散じる作用があり、ポッポ火照る症状で始まる風邪薬の桑菊飲《そうぎくいん》に配合。明目作用も有名で枸杞子と一緒に入った杞菊地黄丸《こぎくぢおうがん》は、肝腎陰虚証の代表的な眼科治療薬である。

　さて、お刺身の話に戻ろう。生のお魚、特に青魚が苦手な人は、胃腸の冷えかもしれない。嫌いな食品は体質にあっていない事もある。美味しく召し上がる調理方法は、実はその人にあった食べ方になる事が多い。ワサビや生姜、大葉等は菊花と全く反対の温性の作用である。薬味を上手に使ってあなた様にあった美味しい召し上がり方が出来たらいいですね。「そんな難しい事言わないで、好きに食べさせて‼」もちろんそれが一番です。でも迷ったらご相談下さいね。

（2018年1月25日号）

枸杞子（くこし）

お粥や杏仁豆腐に見かける、あの赤い実を枸杞子という。漢方薬であり食品であり、医食同源の代表選手である。中国では、古から不老長寿の神薬と称され、沢山の逸話が残されている。

《本草綱目》に地仙丹《ちせんたん》という処方が記されている。「昔、ある老人に服ませた。すると年齢百餘にして行走すること飛ぶが如く、髪の白さは黒に反り、歯の落ちたるは更生し、陽事が強健になった。この藥は性平であって、常に服すれば能く邪熱を除き、目を明にし、身を軽くする。春、枸杞葉を採り、天精草と名づけ、夏、花を採り、長生草と名づけ、秋、子を採り、枸杞子と名づけ、冬、根を採り、地骨皮と名づける。～末にし蜂蜜で弾子大の丸にして、朝夕一丸を用ゆ」。また《淮南枕中記》には「昔、ある役人が路上で、15、6の少女が90歳くらいのおばあさんを叩いているのを見つけます。役人は、『なぜ年寄りをいじめるのか』と少女に問うと、『これは私の孫です。良薬があるのにどうしても飲まない。そのせいでこんなに年をとって髪もまだらに白くなり、足腰も弱り歩けないから罰しています』と言います。年を尋ねると372歳」。その仙薬も枸杞子の全草を使用して作るとあった。瓊玉膏や亀鹿二仙膏等の養性延年薬の中にも多く枸杞子が見られ老化防止で使用されてきた。前記《本草綱目》の著者、中国最高の薬草学者の李時珍にさえ「枸杞の根（地骨皮）と実（枸杞子）の説は、称美され仙人杖《せんにんじょう》といい、意味深長である」と言わしめている。どれも大袈裟な表現がされているが、様々な古典に「その仙薬は、皆が知っている枸杞子だった」というような下りを見つけた。

現在は、肝腎陰虚を補う漢方薬に配合され、特に肝臓と目の関係から「明目」という薬効で使用されている。私と友人眼科医（緒方真治院長）が研究を重ね特許を取得した、ドライアイを治療出来る漢方薬にも、枸杞子を配合した。世界中の人々が目を酷使している。我々は、いつかこの研究が日の目を見る日が来ると信じているのです。

ラッセルの《幸福論》を引用して「いいものは、ほとんど単調である」。

（2019年2月22日号）

細辛（さいしん）

「表証は、患部の悪寒発熱」激痛にのたうち回りながら、師の言葉が脳裏をよぎった。「このことか！」。川芎茶調散《せんきゅうちゃちょうさん》の原末を口に含むと鼻翼から眉間に、何か詰まりがスゥーッと抜けて行くかのように感じた。助かった。劇的にその凄まじい疼痛が軽減していった。

1月7日、いつものように朝から自転車で出勤。始まりは、冷たい風が顔面に残った様な疼痛から。実寒証だから安中散ですぐ治る。そう簡単に考えた。服薬しても治まらない。それどころか顔が上げられない劇烈痛が続いた。不思議な症状である。顔を伏せていたり、横臥では全く痛まず、顔を上げていると何やら逆上《のぼ》せて来るように感じ、両鼻翼から両眉間に向かって激痛が発生し、その後前頭、こめかみへと達する。夕方には痛みで疲れヘトヘト。地獄は知らぬが生涯最悪の苦しみだ。試行錯誤の様々な漢方薬を試すが全く効を得ない。9日には友人医師（眞鍋哲郎院長）の頭部CT検査、眼圧測定などを受けるが所見に異常なし。翌週医療センターでのMRIの検査予約となった。11日、椅子に横になり激痛に耐え忍び朦朧としながら、先の人生さえ不安に感じていると、生前膝痛の診断を解説している師の声が聞こえて来た。「表証は、患部に起こる悪寒発熱もある」。私の知る限りどの医書にも、この解説を見たことがない。師匠ならではである。漢方では病位を表裏に分け、表証は解表という治法で治す。

川芎茶調散は、細辛《さいしん》、白芷《びゃくし》、羌活《きょうかつ》、防風《ぼうふう》、荊芥《けいがい》という5種類の辛温解表薬が配合された辛温解表剤に分類される。出典は、唐代の《銀海精微》に「川芎茶調散、諸風頭目に上攻し、偏正頭痛し、頭風は熱す」とまさにその主治が記されていた。これまで幾度も「病気になってよいことがある」と患者さんに教えられることがあった。今回、人生を見直し、自分を省み、当たり前の事にも感謝出来る機会を得る事が出来た。いかに医学の進歩しても、漢方薬でしか治らない病気がある。永年学び続けて来てよかったと思った。学び生かすのが私の使命である。最後に少しだけ。細辛はその名の通り、根が細く、味はしびれるように辛いから。効能…、にしびれた。

（2019年3月30日号）

附子（ぶし）

病気でお悩みあるあなた様へ。太宰治の《パンドラの匣《はこ》》の一節から、「それはもう大昔からきまっているのだ。人間には絶望という事はあり得ない。人間は、しばしば希望にあざむかれるが、しかし、また『絶望』という概念にも同様にあざむかれる事がある。正直に言う事にしよう。人間は不幸のどん底につき落とされ、ころげ廻りながらも、いつかしら一縷《いちる》の希望の糸を手さぐりで探し当てているものだ」。そしてこの小説の最後は「私はなんにも知りません。しかし、伸びて行く方向に陽が当たるようです」と希望に満ちた言葉で結んでいる。

さて、今回は起死回生に効いた漢方薬の話。配合される生薬の一つは附子だ。古くから矢毒としても使用されてきた猛毒トリカブトの根。漢方医学は、この猛毒さえも先哲の試行錯誤により「薬」へと変えているのである。生薬学者の研究により120℃の高圧下で20~30分の加熱処理を行うことで、高い安全性と有効性を確保している。その薬効は、温熱作用と鎮痛作用。トリカブトの母根を烏頭《うず》、子根を附子といい、「附子は逐寒し、烏頭は祛風す」に随って、私は冷えに附子、痛みに烏頭と使

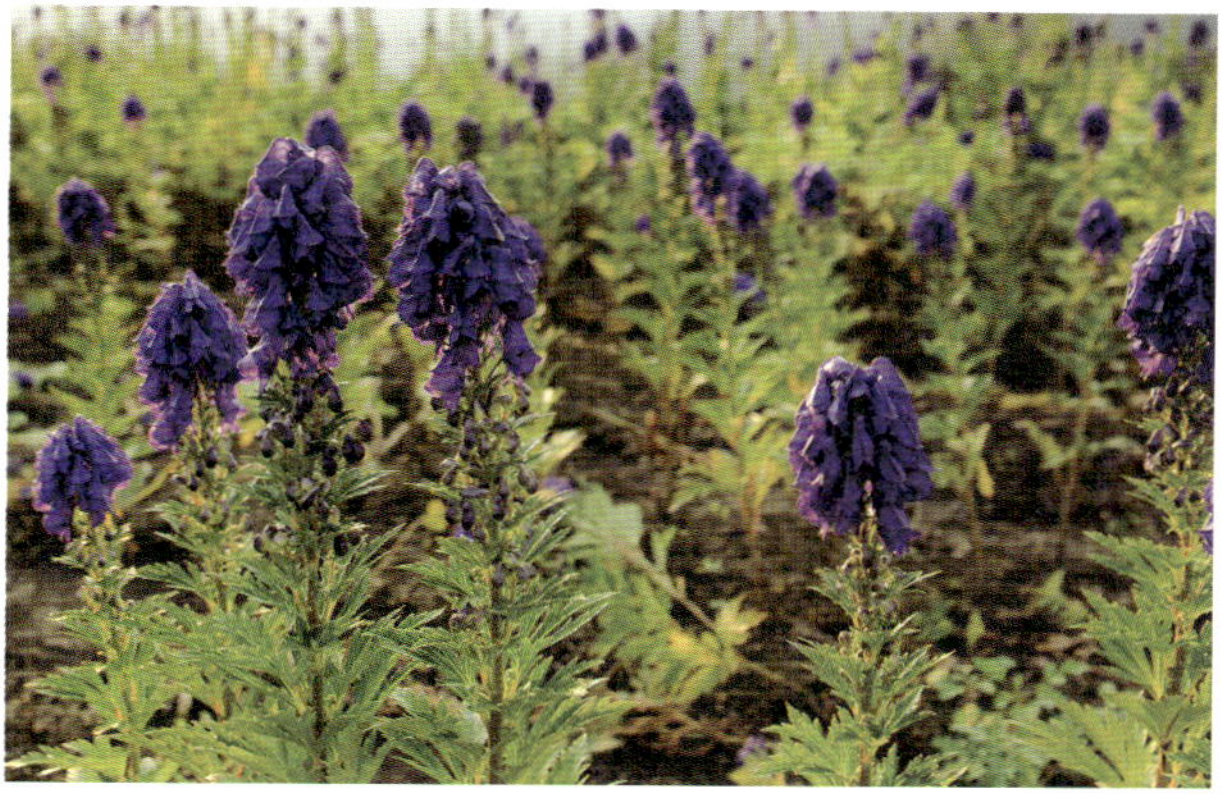

トリカブト

い分けをしている。これまで附子が無ければ治らなかった例を沢山経験して来た。飛行機の搭乗中に中耳炎になった方は、鎮痛剤や副腎皮質ホルモンの点滴を受けても全く効果がなく甚だしい激痛に苦悩されていた。耳からは出血もあり、当に意気消沈と言わんばかり。その患者さんの「身体が寒くて温まらない、そして痛くて一日中眠い」と話された言葉が、眞武湯《しんぶとう》という漢方薬へ導いたのである。

附子の効果は劇的であった。もちろん附子が入っていれば他の処方でもよかったということではありません。このように劇的な効能を持つのが漢方薬の世界。正しく漢方を学んだ専門家に相談しなければなりません。自己

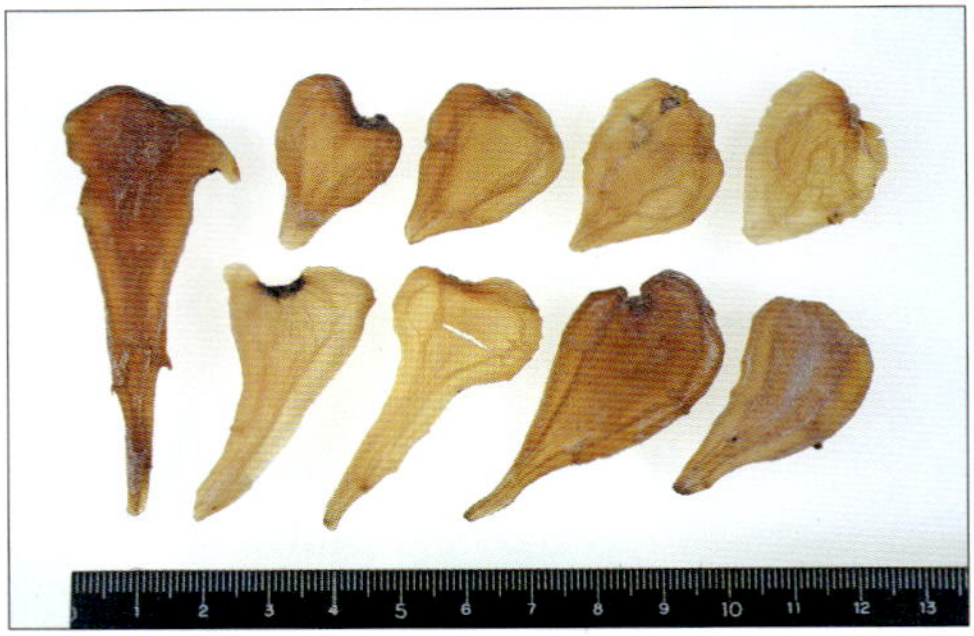

ブシ

判断や素人の勧めは危険である。漢方は、古の時代より多くの天才秀才が検証し継承し続けて来た揺るぎない伝統医学。大きな存在意義があるのです。

私の漢方に希望を託してみませんか。ここにきざむ言葉があなた様に届きますように祈りを込めて。

「一人で見る夢は夢にすぎない。しかし、誰かと見る夢は現実だ。」《オノ・ヨーコ》

（2019年4月30日号）

あとがき

水俣市の旭印刷さんの発行する『サンライズ』に毎月漢方薬の話を載せさせていただいています。今回は『読んで好きになる漢方薬の話』の続篇となりました。前回同様、私の大好きな漢方薬を毎回一つの生薬をテーマに、時に当然結びつくはずもない逸話までも強引に引用して吉富博樹の世界を書き綴りました。

いつも、あなた様に私の想いを伝えたい一心でした。

言葉は、「言ったように聞いてもらえず、書いたように読んでもらえない」けれども、必ず私の情熱だけは届くと信じています。

漢方を学びたいと志す人は年々増加傾向にありますが、相変わらず日本においては処方学ばかり人気のようです。唯一生薬学を学ぶ薬学部でも、ラテン名や主成分とその薬効を国試までの暗記で終わってしまい、漢方薬を学ぶための生薬学とはかけ離れてしまっています。本棚に生薬書があったとしても、眠りを誘うばかりで開かれることは稀ではないでしょうか。

この2冊を漢方薬の事が大好きなあなた様の手元に置いていただき、もっと生薬を身近に感じていただければ幸いです。

平成最後の日、中国大陸南陽から上海の寝台列車にて　吉富　博樹

謝辞

表紙のイラストは、熊本在住の漫画家でイラストレーターの今村悠乃さんに描いていただきました。私のイメージする通りの仕上がりに満足しております。今回も、生薬の写真を提供いただだいた栃本天海堂様、ウチダ和漢薬様、野田食菌工業様。私の漢方薬の世界を前作に引き続き、世に残していただいた「たにぐち書店」谷口直良様、担当の安井喜久江様。そして生前、漢方薬の正しい世界にお導きいただきました師菅野宏信先生と奥様の槇子先生に感謝申し上げます。

[著者略歴]
吉富 博樹（よしとみ・ひろき）
1967年　熊本県水俣市生まれ
1989年　薬剤師免許取得
1992年　水俣市に吉富薬局を開局
1998年　中医学を菅野宏信先生に師事
2006年　国際中医師取得
2005年　上海中医薬大学付属曙光医院にて臨床研修を開始、
　　　　現在に至る。
主な所属：一般社団法人 水俣芦北薬剤師会会長
　　　　水俣芦北中醫學研究會主宰
　　　　春林軒中醫學研究會主宰
　　　　世界中医薬学会連合会 乳腺病専業委員会理事
特　許：ドライアイ生薬組成分　特許第5045968号
　　　　共同発明者 緒方真治
著　書：『自然治癒力とは、』（青山ライフ出版）
　　　　『読んで好きになる 漢方薬の話』（たにぐち書店）
　　　　『中医診断学基礎』（たにぐち書店）
　　　　『中医婦科学基礎』（たにぐち書店）
連絡先：吉富薬局　熊本県水俣市陣内1－4－8
でんわ：0966－62－0948

続・読んで好きになる **漢方薬の話**

2019年8月21日　第1刷発行

著　者　吉富 博樹
発行者　谷口 直良
発行所　㈱たにぐち書店
　　　　〒171-0014　東京都豊島区池袋2－68－10
　　　　TEL. 03－3980－5536　FAX. 03－3590－3630
　　　　たにぐち書店.com

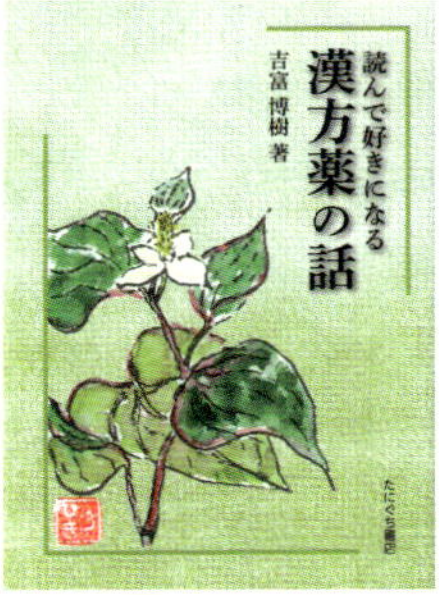

読んで好きになる
漢《かん》方《ぽう》薬《やく》の話《はなし》

吉富博樹 著

ISBN978-4-86129-259-0
B6 判／ 106 頁／本体 2,000 円＋税

熊本県水俣市で薬局を営む著者が、長年の薬剤師としての経験を踏まえて綴ったエッセイ。代表的な45の生薬について、薬効と共に、中国の故事、修治、エピソードを交え、漢方薬の魅力と東洋医学の考え方を軽妙に語っている。

内 容

お申込み・お問合せ　たにぐち書店　〒171-0014 東京都豊島区池袋 2-68-10
TEL. 03-3980-5536 | FAX. 03-3590-3630 | www.たにぐち書店.com